その歯科医は異端か正統か

田舎で5億を売り上げるカリスマ歯科医の人生哲学

桜桃歯科院長
上田 裕康

三恵社

相手に何を残すことができるのか

人の価値というものは、その存在が相手の記憶の中に残り続けるかどうかによって測られると思います。ある人の存在が記憶に長く残るのは、その人から多くのことを得たからです。では相手があなたに対して「この人から多くのことを得た」と感じるような存在になるには、どのように行動すればよいのでしょう？

「この人から多くのことを得た」と相手に感じてもらうためには、拒否されても怒らず、相手のためになると思うことを、付き合いが終わることも恐れずに愚直に提供し続けることです。愚直に提供し続ける中で相手に失望を感じれば、そのときはその相手を諦めて、自分の気持ちを理解してくれる別の人に、同じようにためになると思うことを提供し続ければよいのです。

あなたの存在をなくした相手は、そのことに寂しさを感じ、あなたの価値に気付き、反省し、詫びるかもしれない。もちろん寂しさを感じることもなく、それっきりになるかもわからない。人を愛することと愛されることの本質も、実はこういうことだと思っています。

自分の存在が相手の記憶の中に残り続けるためには、「その人から何かを得よう」とするのではなく、「その人に何かを残そう」とする気持ちを持ち続けることです。そして、その人から「去る」という行為ですらも、その人に対して怒りや失望を伝えるためにとる行動ではなく、

「去る」という行為が相手に対して自分にできる最後であり最善のメッセージだという思いで、なされるべきだと思うのです。

私の生き方の根本を文章で表せばこのようになります。本書を著したのも、私が普段接することのできる人以外のより多くの人に、私の「生きる」ということに対するメッセージを伝えたかったから。そうすることで、より多くの人が明るい未来を切り開く何らかの「気付き」を得ることにつながればと思ったからです。

本書を通して私は、自分自身のことや考え方、過去の失敗、成功への秘訣など、あなたにとってプラスになると思うメッセージを愚直に提供し続けます。本書をお読みいただくことは、あなたは、私、上田裕康という人間と共にいる時間を持つ、つまりお付き合いをすることになります。

どうか、本書を読むことを通して、私のメッセージのいくつかがあなたの心に残り、あなたがこれまでの人生以上に、より良い未来に向かって歩んでいけることを願っています。

健全な魂を保ち、人生を生き抜くあなたに栄光を。

2018年10月　桜桃歯科院長　上田裕康

その歯科医は異端か正統か
田舎で５億を売り上げるカリスマ歯科医の人生哲学

CONTENTS

第1章 8人で5億稼ぐチーム

健康な心と体で生き抜く

はじめまして。岐阜県各務原市にある桜桃歯科院長の上田裕康です。数ある中からこの本を手に取っていただいた方に、まずはお礼を申し上げます。ありがとうございます。

この本で伝えたいのは、お金の儲け方…ではありません。いや誤解を恐れずに言うと、同じ歯科業界で働く方や経営者、ビジネスマンにとっては、歯科医院、会社経営の安定やさらなる発展、売り上げ拡大のためのヒントがちりばめられていることでしょう。そこは存分に受け取ってほしいと思います。

ただ私が伝えたいのは、こうすればこれだけのお金が入ってきますというテクニックではなく、大きな成果を出すに至るまでの私の歯科医療に対する考え方や人、仕事、人生に対する思いです。本書にも何度も書いていますが、成功のために必要なのは、あくまで着実に努力を重ね実績を積み上げること。条件が整えば成功は与えられるものです。

桜桃歯科の開業、それまでの道のりやその後の苦労、振り返ってみるとさまざまなことがある歯科医師としての人生ですが、そこには多くの気付きや発見があったように思います。置かれた状況はそれぞれ違うでしょうが、懸命に働き、人生を生き抜く上での手がかりのようなものは、多くの読者の皆さんに示せるのではないかと考えています。

一つ最初に申し上げたいのは、人生を生き抜くための大前提として健康こそは全てであるということです。口や歯の健康はもちろん、長い人生における体の健康、そして心の健康こそが大切です。医師であれ、経営者であれ、ビジネスマンであれ、引退し老後を過ごしている人であれ、心と体の健康があってこそ成功を収めることもできれば、豊かな人生を歩むこともできるのです。

その上で、歯科医師の皆さんが歯科医院の将来を考え実りある人生を歩むきっかけに、社会の最前線で活躍するビジネスマンが仕事に対する考え方を見つめ直し円滑な人間関係を築くためのバイブルに、一般の方が本当に安心できる歯科医院を選ぶポイントや人付き合いのヒントを得るための参考書に、本書がなれたら幸いです。

総合治療により、幅広い患者さんに恩恵を

もし仮に、歯科治療の評価に「優・良・可」や点数があった場合、優の80点の治療をいかにリーズナブルにできるか、私はこれが大切だと思っています。99点の治療は安い価格ではできません。一方、80点の治療はやり方によっては可能で、患者さんにも満足してもらうことができるのです。そのためにはたくさん学ぶこと。高度な技術、知識の習得に時間をかけると、自

分がだいたいどの程度のレベルにいるのかがわかります。そして勉強すればするほど、治療のメニューも増えます。自分の実力を知った上で、より幅広い分野の歯科治療を高いレベルで安定して提供できれば、それだけ多くの患者さんに満足してもらうことができるというわけです。高額な治療費のために諦めてしまうこともある患者さんに、一人でも多くその治療を受けてもらいたいのです。

おそらく、私が桜桃歯科を拠点に行う歯科医療に関すること、地域創生や社会貢献活動、社会問題への取り組みなど、根本にあるのはそんな「人のため」という考えがあるからだと思うのです。行動力があると言われますが、全ては人のために尽くすからこその行動力。そしてその結果として、医師1人、スタッフ7人で5億という大きな数字を達成することができるのです。

何よりこれは、そんな私と一緒になって働いてくれるスタッフがいるからこその数字でもあります。

私がスタッフに伝えていること

成功を収めるためには、優秀なスタッフ、チームが欠かせません。働く場所の価値をわかってもらい、そこで多くを得て実力を発揮してもらう。スタッフには人生の勝ち組になってほしいと思っています。そのため、不適切な行動をとったときには、その都度注意します。なぜ勝ち組になって多くを得る人間になってほしいのかというと、それは、多くを得る人は、他人や社会に多くを与えることができるからです。桜桃歯科が、自費治療の料金を低く設定できるのも保証に躊躇なく応じられるのも、多くを得ている（経済的に豊か）からなのです。個人であってもそれは同じことだと思います。

大きな成果を上げるための人材教育、チームづくり、人間関係の基本スタンスや医療人としての心構え、人が成長するために日々大切にすべき考え方について、私の経験や実際にスタッフに伝えていることを交えながらご紹介したいと思います。

赤い人青い人

人には元々持った素養によってさまざまなタイプがあります。例えば、積極的で自己アピールするタイプを赤い人、一歩ひいたところから全体のバランスを見て行動する人を青い人としましょう。赤い人と青い人は、ある意味でお互いを嫌いなタイプ、ある意味ではお互いを尊敬するタイプだと考えるでしょう。お互い正反対の性格ですから、当然そうなるのだと思います。ところで、トップにいる人はこの赤い人と青い人の両方の側面を持っているように感じます。そういう人は、元々の性格や能力に加えて、別の能力も身に付けてきているのです。ですから、自分と違うタイプの赤（青）い人の価値を理解できます。

さて、人は自分を変えようとするとき、元々の自分を嫌悪し否定しようとする場合がよくありますね。でもこれは間違っていて、嫌な自分というのはある側面では不利になることがあったとしても、別の側面では取り柄となっているはずなのです。自分を変えるために本来の自分を否定するようなもったいないことをしてはいけません。本来ある自分はそのままに、新しい行動パターンを身に付けるように努力するのが正解。そうすることで、疎ましいと思っていた本来の自分の個性がより輝きます。赤（青）い人としての自分をそのままにして、青（赤）い人の要素を取り入れるように努力するのが、正しい人間成長のあり方です。

今、変われば5年後は変わる

新たに入職し、桜桃歯科のシステムに馴染めず苦戦しているスタッフには、「今、苦戦するのは前の職場の習慣のせいで君のせいじゃない。つまり、5年前の自分の結果が今なので、なにも自分を責める必要はない。これまでと違った時間を、今、過ごしていれば、5年後の自分は違ったものになっている」と話しています。

過去の自分に責任を求めるとすれば、未成年であった場合を除き、その環境を選択したのは自分であることと、その環境に居続ける選択をしたのも自分であるということだと思います。

そういう意味では、今を生きる満足も後悔も自己責任であると言えるでしょう。今、変われば おのずと5年後の自分も変わっていることに、今、気付くべきなのです。

体験と経験は違う

体験と経験は違っていて、経験は重ねると上達（習熟）しますが、体験はいくら重ねても上達しません。だから、失敗を体験に終わらせずに経験にしなければいけないのです。では「体験」と「経験」の違いはどこにあるのでしょうか。単に失敗することは「体験」です。しかし、なぜ失敗したのかその理由を追求し、それがわかったとき「体験」は「経験」に変わります。異性との付き合いでも同じ。別れたとき、なぜ別れたのかを追求しないで、次々と付き合う人を変えていくだけでは、何人と付き合っても、男性（女性）とはどんなものなのかはわからないと思います。

反省せずに認識を

失敗の原因がわかれば、それを相手や時期のせいにすることなく、そのままストレートに受け止めることが大切です。ちょうど、ドッジボールでボールを胸でダイレクトに受け止めるように。そうすれば、「かなうことなら時間を戻してほしい。そうなれば言動を訂正できるのに」という後悔がおそってきます。私はそれで十分で、失敗して迷惑をかけたことを侘びて反省する必要はないと思うのです。反省の言葉を述べることにより罪が軽くなったような気がして、かえってその失敗によって得られる果実を逃してしまうこともある。失敗したことを克服するということは、失敗を正面から受け止めて認めることが大切で、それができれば自然に対処する行動がとれるようになるでしょう。

失敗が原因で、結果が変わることはない

私もたくさんの失敗をします。しかし、いくら失敗しても「物事の本来の最終的な結果は変わらない」というのが、これまで生きてきた私の実感です。ですから、失敗は残念なことでその原因を追求して今後の糧とすべきですが、失敗したこと自体を心底後悔する必要はありません。いくら失敗しても何らかの結果は出ます。その結果こそがその人の生まれ持った能力であり、全ての人はその能力を発揮できているという事実を認識するべきなのです。失敗を後悔することなく、現状の結果を受け入れていくことが最も理にかなった生き方だと言えます。

困ったことに巡り合わないと進歩しない

桜桃歯科の治療方法、従業員管理、患者さん対応に関するシステムは、開業当時とは比較にならないほど進歩しています。それぞれを見直し進歩させた要因は、もう2度と味わいたくないという苦い経験です。それは難しい状況に巡り合うことよってもたらされます。

患者さんを例に考えてみましょう。こちらに不備があった場合、多くの患者さんは、寛容に理解されるか、あるいは言葉に表さず他の歯科医院に転院してしまいます。しかし一部の患者さんは、言葉で表すか、場合によっては何らかの行動によって不満を表明されます。それはときに極端に感じることもあるくらいに。でも、それにより初めてこちらは不備を認識でき、マネージメントシステム、治療技術などを見直すことができるのです。そしてその結果、多くの患者さんに対して、より優れた医療を提供することができるようになります。

振り返ってみると、医院や自分自身を高めるのは、普通は巡り合うのを避けたい、いわゆる「困った事態」の経験なのだということに気付かされます。ですから、苦い経験を与えてくれた人たちに対して、言葉で表明することこそありませんが、その巡り会いには感謝しているのです。

弱点や不得手が自分を守ってくれる

自分がこうなりたいと夢見ても、能力がないため叶わないと残念に思うことは誰にでもあると思います。苦手なこと、能力のなさは生まれ持ったもので、努力ではなんともならない類のものです。

しかし、人生を振り返ってみると、自分が情けないと思う弱点や不得手があるからこそ、自分らしさを維持することができ、それが相手に安心感を与えたり好意を感じさせたりし、結果的には自分を守ってくれているということにも気付かされます。

生まれ持った弱点や不得手というのは、自分を卑下する短所ではなく、自分を守ってくれる感謝すべき長所だということです。

遺伝子は刺激しないと発現しない

最近、普通の人が起こす残虐な事件がよく報道されています。これはネット社会の情報氾濫によって、通常なら持っていても表に出ないような資質が、刺激を受けることによって表面化してしまうのだと思っています。逆に言えば、良い才能も多く開花しているはず。つまり、いくら良い素質を持っていても、刺激しなければ開花はしないのだと思います。そして、遺伝子を刺激して能力を発揮させるのは、自分はこうありたいと思う強い意志の力だと思うのです。

間違いのみを注意する

桜桃歯科開業当初、注意したスタッフが辞めてしまい困ることが何度かありました。今思うと、当時はいわゆる「しょうもない注意」をしてしまったことが原因だったのだと思います。何がしょうもなかったのか?それは、注意するときに自分の感想を述べていたということです。「こんな失敗して、恥ずかしくないのか?」とか、下手をするとプライベートに踏み込んでしまうことまでありました。注意される本人からすれば、当然そこまで言われる筋合いはない。今で言うパワーハラスメントかもしれません。

現在は、失敗した事実を指摘するのみにとどめます。再度失敗したときはその事実を伝えるだけです。言い訳をされたときは、「気持ちはわかるが、結果は結果として受け止め、失敗しないように努力してほしい」と言うのです。事実のみを注意すると、相手の言うこと(仮にそれが言い訳であっても)も事実として認識できますので、自然と「大変だと思うけれどよろしくね」といった言葉が出てきます。以前のパワハラ注意とは大違い。今は、不本意な形でスタッフが辞めることはなくなりました。

人間の根本は感情

最近は法的な根拠の下、身勝手と思える権利主張をする人が増えているように思います。権利を主張するのはよいのですが、あまりにそれが相手の感情を損ねてしまうと、たとえ裁判に勝ったとしても大きな代償を支払うことになります。

仮定の話。例えば相手から刃物で切りつけられ視力を失ってしまうと、裁判に勝ち多額の賠償金は得られたとしても、一生目の見えない人生を送ることになってしまいます。

権利を主張する際も相手を傷付ける可能性は大いにあります。主張するにあたっても、相手の立場、気持ちを尊重することを意識しつつ行うべきだと思うのです。

なぜなら人間は、基本的に感情、情動の動物であり、かっとなったときに何をしでかすか予測がつかない部分を秘めているからです。人間の持つ情動の怖さをあなどるべきではありません。

ルールを決めた人の気持ちを考える

取り決められたルールを前にして、「この場合はどうか?」と具体的な基準を求める人がいます。たとえルールを決めるときでも、物事は状況によって変化するということを大前提として考えるもの。そこに絶対的な基準は存在しません。基準にこだわると、杓子定規な判断となり不都合が生じることはよくあります。

「臨機応変にやってよ!」と注意しても、それが苦手な人は、「そのためにはどうすればいいのか?」と、臨機応変に対処するための基準を問うてきます。

臨機応変に対処するためにはどうしたらいいのか？

それは、ルールを決めた人はどのような思いでそれを決めたのかを想像し、理解することです。なぜそのルールを決めたのかがわかれば、「これさえできれば、後はこだわらなくても大丈夫」、「他がダメでもここはなんとしても押さえる」と、メリハリが利くようになります。その結果、臨機応変な行動、場合によってはオリジナリティのある素晴らしい対処ができるでしょうし、状況によっては、そのルールそのものを見直すべきという意見に至ることもありうるのです。

高校時代、数学の定理や解き方のテクニックを暗記しようとしていた私に恩師（旧制高校、東大卒）は、「定理やテクニックを暗記するのではなく、それらはなぜできたのかを証明することが大切だ」とおっしゃいました。以来、世の中のルールに対して、なぜそれができたのかを考えるようにしているのです。習慣化することで、世の中を冷静に見つめることができるようになり、このことは医院の経営においても非常に役立っているように思います。

相手への扱いは自分にも返ってくる

歯科衛生士は、求人倍率が10倍を超える超売り手市場の職種です。別の言い方をすれば、歯科衛生士は勤務先の歯科医院を辞めてもすぐに仕事が見つかります。歯科医院は歯科衛生士に辞められると次の歯科衛生士を確保できる目途が立たない、という状況なのです。これまで長い間、歯科衛生士を職場で指導してきて感じる大きな特徴があります。それは、意に沿わないことがあると一言、二言目には「辞める」という言葉を口にする人が多いことです。自分がいなくなると医院が立ち行かなくなるのがわかっているからか、意に沿わないと「辞める」というわゆる「ちゃぶ台返し」をすることで、自分の意思を通そうとする。立場が強い人は、意のままにならないとこういう手、いわゆる「逆ギレ」を使って相手を屈服させる傾向があります。

私が60年近い人生を生きてきて断言できることの一つに「逆ギレは、人間の最も醜い行為」だということがあります。私も自分の苦い経験からそのことを学び、私の心には常に「逆ギレ禁止」の標識が一番見えるところにかかっていて、自身の感情をコントロールしています。間違ったことへの純粋な怒りには自己主張のさわやかさがありますが、痛いところを突かれて、それに反発しての怒り「逆ギレ」には、自分可愛さのおぞましいエゴイズムしか存在しません。

なるほど、多くの場合、その場は相手が屈服するでしょう。しかし逆ギレされた相手は、屈服した屈辱を晴らそうと心に誓うことになります。そのような思いを他人に抱かせることが、その人の人生を悪い方向に導いてしまうことを、私はこれまでの人生経験を通してよく知っています。逆ギレで「辞めます」と言った人の多くが、将来こういう言葉を聞くことになります。

「職場事情の変化で、雇用を継続することができなくなった。申し訳ないが、退職してもらえないだろうか」

自分の都合で相手を切り捨てた人は、相手の都合で自分が切り捨てられる運命をたどるのです。つまり「相手をそのように扱うと、自分もそのように扱われる」ということ。人生、逆ギレ禁止なのです。

逆ギレの心理

「逆ギレは、人間の最も醜い行為」と述べましたが、そもそもどういう心理状態が「逆ギレ」を起こさせるのでしょう。

例えば、1問10点、10問100点の試験で、80点を取ったとしましょう。自分を非難する意見というのは、間違えた2問についての批判です。人間良いところもあれば悪いところもある。間違えた2問について、「私はそういう性分だから仕方ない。でも80点取っているし、そちらを評価してほしい」という思いで生きている人の方が多いでしょう。多くの人にとって「自分らしく生きる」とはそういうことだと思います。

しかし、世の中には価値観の違う人たちが多く存在します。その人たちにとっては、間違えた人が「仕方ない」と放置してきた2問の間違いが非常に大きな意味を持つことがあるのです。そしてそれを追及します。その2問を厳しく追及され非難されたとき、間違えた人の中に「8問正解しているのだから、そこを評価してよ」という思いが強いと逆ギレしてしまうのです。ですから、成功している人、強い立場にある人ほど、弱点を指摘されると、正解部分の点数の高さに対する自己満足（要するに自尊心）に浸る快楽を損なわれる不愉快さから逆ギレしてしまうのです。

私には逆ギレを防止するためのおまじないがあります。それは、相手が怒ったり自分を攻撃、非難する態度をとったりしたとき、それに対して自分の長所（試験で正解している部分）を挙げて反撃するのではなく、「相手が怒るということは、相手を不愉快にする何らかの要因が自分の中にあるのだ。それがなければ人は怒らない」と考えることです。つまり、自分は完璧な人間ではないので（試験であれば間違えている問題があるので）、自分では認識できていないその部分に対し相手は怒っているのだという事実を常に認識するようにしているのです。

そうやって自分の弱点を素直に認めると、相手も自分の言っていることを受け入れられたと感じ、その次は自分の持っている長所にも気付いてくれるようになります。結果的に自分の評価を上げることにもつながるのです。

正解が多い人ほど、間違っている部分を見ずに逆ギレしやすい。宗教でも「貧しい人、弱い人の方が救われる」「善人より悪人の方が救われる」といわれる理由は、ここにあるのだろうと思います。

「誤解されやすい性格」は通用しない

私が人を見て判断するとき、その人の評価を著しく下げてしまう、ある言葉があります。それは「僕（私）って誤解されやすい人間なんだ」という言葉です。

誤解されるということは、相手にとって不愉快な行動をとっていることを表しています。「本来は優しい性格だけれど誤解されやすい」という言葉の裏には、相手に対して粗暴な行為をしたことで不快感を示されたとき、その行為を認めることなく、自身の長所を強調することで自分の価値を認めさせるという心理があるように思います。

これは先に述べた逆ギレの心理状態と同じです。「誤解されやすい性格なんだ」と言って相手に自身を理解させようとするのは、マイルドな逆ギレと言えるでしょう。

正しくは「そこを改善しないと、自分はこの先もずっと評価されないんだ」となるはずなのです。スタッフには、使ってはいけない言葉として注意しています。

変わりたくなければ変わらないといけない

これはイタリア映画の巨匠ルキノ・ヴィスコンティ監督の名作『山猫』で、時代の流れで没落する名門貴族の当主が、没落からの生き残りをかけて打ち出す新しい試みの、身内からの批判に対しての言葉です。

歯科医療は日進月歩なので、従来の考えにとどまっていると時代遅れの歯科医師になってしまいます。しかし、多くの歯科医師は自身の診療スタイルの変革ができず、気が付けば時代遅れの歯科医師になって、患者さんに見捨てられていくということになります。変わることに臆病になる、おっくうになる結果、これまでの地位を失ってしまいます。では、変われる歯科医師（人）はなぜ変われるのでしょう？

それはプライドの違い。どんなことがあってもトップの座を譲りたくない、二番手の位置にいるのは許すことができないという自身に対するプライドの違いによると思うのです。だからプライドが高ければ高いほど、むしろ変わることはできるはずなのです。これまでの自分のスタイルにこだわるあまり変わりたくないなどというプライドは、本当のプライドとはいえないと思います。

人生で最も大切なのは教養

世の中は高学歴の人がリーダーになりやすい学歴社会です。なぜ高学歴者がリーダーになるような世の中なのかというと、その方が、社会が道を外れた方向に向かうことにより、多くの人々が犠牲になるようなリスクが低いからです。それはなぜか。高学歴者には、えてして「教養」があるからです。高学歴者に対する言葉は「現場叩き上げ」とも言えます。もちろんそれはそれで素晴らしい。ただ、一つの技術に対して、それがなぜ生まれたのか？どんな材料でできていて、どのような強みと弱点があるのか？それが社会全体でどのような役割をどの程度果たしているのか？など、その技術そのもの以外にも関連する多くの事柄を学ぶことは大切です。このように、技術そのものを支える多くの関連項目についての知識を教養と言うのです。

軍上層部の指揮官を養成する組織では、武器の使い方よりまず「そもそも戦争が必要なのか？」という戦争否定から学ぶそうです。それにより戦争行為の意義を客観的に捉えることができ、社会における武力の暴走を抑えることができます。対して、現場の技術しか知らない人は、全体を通しての技術の価値の認識がしづらいこともあり、技術を使いこなすのは上手だけれど、トータルで考えたときに良くない結果に導いてしまう危険性があります。なぜなら彼らには、成り立ちを支える全体に対する知識、つまり教養がないからです。これこそ、世の中が学歴社会になっている理由です。そして、その教養をより多く得ているかどうかを測るために利用されるのが試験の偏差値というわけです。

学歴に関する評価はともかく、いずれにしても人生の幸せをつかむためのキーワードは教養を持つことだと思います。

「品格」は制限から生まれる

F1レースで使われるレーシングカーは、流麗で美しいスタイルをしています。各パーツにさまざまな制限を求められる状況下、最も速く走ることを目指した結果として、美しいフォルムとなり、表現されるのだと思います。

私は人間も同じだと思うのです。やりたいこと、得たいことを無節操に求めて行動する人よりも、自らに制限を設け、欲望を抑えて行動する人の方が魅力的ではないかと。無節操に欲望を叶えようとする人と欲望を抑えて行動する人の最も大きな違いは、「品格」の違いとして感じられるように思います。

世界の王室への取材を終えて感想を求められたジャーナリストの池上彰さん。王族に対して最も印象に残ったことは？と問われ、それは品格だと答えているのを観たことがあります。彼らの持つ品格は、圧倒的な富裕層である彼らなら容易に叶えられるであろう欲求に対し、「ノブレス・オブリージュ（高い身分に伴う徳義上の義務）精神」という言葉に示される、「王族はこうあるべき」という不文律の自負、社会的責任から、自らの欲求を制限して生きる姿勢によって生まれるのではないでしょうか。

つまり品格は、欲求が叶えられる状況にあったとしても、自らのポリシーに照らしそれを我慢する、自制心を持って生きる姿勢から生まれるものなのです。そして品格こそは、人間の価値を測る上での重要な要素の一つであるとも思うのです。

人を責めずにひたすら実績を積む

相手に自分の価値をわからせるために、相手の弱点を攻撃し、さらには相手を屈服させようとすることがありますが、それでは絶対に成功しません。なぜなら人は、相手から言われてその価値を理解するというようなことはあり得ないから。人はあくまで、自ら相手の価値を認めるものなのです。ですから、相手に自分の価値をわからせるためには、ひたすら自らの実績を積み上げて、相手に好意を持ってもらうことです。そのことこそ、すなわち相手が自分の価値を認めたのと同じことになります。それ以外の方法はありません。

心の安定のため、批判意見は受け入れる

自分の心を安らかにするために、自分を評価してくれる相手とばかり付き合おうとする人がいます。気持ちはわかりますが、それを維持することは不可能です。理由は簡単。社会は自分と意見、価値観の違う人たちも含めて成り立っており、彼らと関わらずに生きていくことなどできないからです。自分に同調することばかりを求めると、ちょっとした意見の違いがあるとそれが気になってしょうがなくて、安心できなくなります。心を安定させるには、悪意で言っていると判断した場合を除いて、自分に対する反対意見を許容し、そういった人たちともコミュニケーションを取ることを維持するのが大切です。自分に対する低い評価も受け入れることで、少々の批判意見に対しても、心が乱れて気に病むことはなくなります。心の安定のために必要なのは、心地良い意見ばかりを集めることではなく、耳が痛い批判意見も受け入れることなのです。

ストレスから逃れるには、仕事よりも価値を感じる目的(目標)を持つ

仕事がうまくいかずストレスを感じたとき、どうやってそれを発散させるのか?

人生(日常)において、仕事の占める割合が高ければ高いほど、ストレスの感じ方が強くな

ると思います。ほとんどの人は生きるためにお金を得る必要があり、仕事をやめることはできないはずです。そしてその結果、仕事のストレスが人生に大きくのしかかってしまう。

仕事のストレスを解決する最も簡単な方法は、自分の人生に仕事よりも大切な目的を見つけることです。その目的を達成するために生きているのであって、仕事のために生きているのではない。その目的達成のために必要なお金を得るべく、今の仕事をしているんだという考え方が、人生をストレスから遠ざけてくれる方法です。

ストレスには向き合わない

ストレスを解決するためのもう一つの考え方について、大学時代に先輩たちから聞いたある教授のエピソードがあるので紹介します。その人は歯科矯正学の教授で、以前は学生実習で自らお手本を示されていたそうです（私の時代には高齢で、もうされていませんでした）。

当時は、歯科矯正の装置を作るには細い金属ワイヤー同士を融点の低い金属（銀蝋《ぎんろう》）をガスバーナーで熱して、溶けた瞬間に合わせて接着させる、蝋着《ろうちゃく》という慣れないとなかなか難しいテクニックが必要でした。その教授は何らかの原因で手が震えるのですが、震える手で細い金属ワイヤーを持ち、銀蝋が溶けた瞬間にピタッと所定位置に合わせて、見事接着を成功させていたそうです。それが拍手喝采もののパフォーマンスだったと先輩から聞かされていました。

よく上がってしまって実力が発揮できないという人がいます。そういう人は、自分が上がっていると感じると、その気持ちを取り去ることに意識を注ぎ、本番に臨もうとするようです。そして言います。「上がっていては普段通りの力が発揮できないので、上がらないようにするのだ」と。だから、緊張で足が震えたり声がかすれたりすると、それを抑えるために意識を注ぐのです。

しかし先に述べた教授の例からすれば、目的は金属ワイヤーをうまく接着させることであって、手の震えを止めることではありません。手が震えようが足がガクガクしようが、そんなことはどうでもいいことです。金属ワイヤーさえ正確にくっつけばいいのです。震えを止めようとすると、そちらに意識が注がれて肝心の金属ワイヤーを接着することに集中できなくなり、失敗に終わってしまうのです。

成功するための体裁にとらわれるあまり、肝心の行為に対して意識がいかなくなって、普段通りの実力が発揮できない。そういう人は上がったから失敗したのではなく、上がっていることを敵対視してなんとかしなければと思うから失敗するのです。

「ストレスが体に悪いのではなく、ストレスを悪いものと捉えて、なんとかしようとする心が体に悪いのである」というのがアメリカ精神医学会の最新の見解だという記事をどこかで読んだことがあります。

大切な勝負のとき、多くの人前でパフォーマンスをしなければいけないとき、心臓がバクついたり、足がガクガク震えたりするのは、生理学的にいえば当たり前の反応です。大切なことは、それを当然の生理現象として受け入れ、消そうとしないことです。

返答しないという回答

人から答えづらい質問を受けたとき、無理して何らかの回答をつくって言葉にすることは悪い結果を生みます。明確な答えがある場合、人は返答をためらいません。次に相手がどんな反応をしたとしても後悔はないからです。しかし明確な答えがないのにつくった場合、それは本心ではないので、相手が肯定的な反応をしても否定的な反応をしても、不都合な成り行きに進むことが多いのです。同じような経験のある方も多いのではないでしょうか。

なんと答えてよいかわからない、明確な回答が見つからないときは、「返答しない」という回答がベストです。返答しないというのも意思表示の一つであることを認識すべきなのです。メールの場合は返信しないということになりますね。会話の場合は黙して語らず。

時がたち明確な答えが見つかれば返答すればよいし、また、無回答の場合は双方の関係に決定的なひびは入りにくいので、時間がたてば何食わぬ顔で別のことを話しかけても、自然に付き合いを復活させることができます。

村上春樹さんのデビュー当時、私は学生でした。売り出し中の若手作家、村上春樹の文章を読んで印象に残ったのは「何て答えていいのか、良い言葉が見つからなかったので、僕は黙っていた」という表現。作品中によく出てきて、なるほどそういう答え方もあるのかと思うのと同時に、自身のわだかまった気持ちをためらいなくストレートにさらっと表現する会話は、英語的なカッコ良さもあって、とても印象に残っています。

日本のことわざ「雄弁は銀、沈黙は金」、取り調べの「黙秘権」も、その本質は同じだと思います。

自分を偽らずに生きる

上司や先輩、同僚から、とても受け入れられないような要求を出されたときは、素直に「申し訳ありませんが、できません」と言うべきです。追及されたのであれば、「どうしてもできないことを、自分を偽りやってしまうと、業務の遂行に支障が出て、かえって皆さんにご迷惑をかけてしまいます」と言えばよいのです。「私は自分で出来うることしかできません。私の出来うることでしたら多少の無理をしてでも、一生懸命やります」と理解を求めることも大切です。

それが受け入れられない職場、関係であれば、そこを去り、自分に合った他の場所を探すことにしましょう。もし「自分を偽ってまでやりたくない」という考えが受け入れられないことに納得できなければ、自分のできる限りの力で相手と闘うことも必要です。

西洋哲学の根本は、デカルトの「我思う、故に我あり」です。

健全な精神の自分があるからこそ、社会（職場）に存在できるのであって、社会に存在するために、自分自身を偽ったり無理をしたりしてまで、精神の健全さを損なうことはあり得ないのだという考え方です。西洋個人主義の原点がここにあります。世界を席巻し、リードしている西洋文明の根本は、このような考えを持った個人が集まって成立しています。自分を偽り、誰かのため、何かのために犠牲になるという生き方を選ぶ必要はありません。言い換えれば、自分を犠牲にしてまで捧げる（取り組む）ほど価値のあるものは、この世に存在しないということです。

私が大切にする「成功に魂を売らない生き方」の根本もそこにあります。

「良いところ」は誰でも持っている

仕事をする上で、気が合わない人に巡り会ったとき、「その人にも良いところがあるのだから、そこを見るようにしよう」とアドバイスされることがあると思います。これはあくまで一定期間一緒に仕事をする際に自分に言い聞かせるためのものであり、同じ姿勢でずっとその人と付き合うべきではありません。

どんな人にも「良いところ」はあります。しかしそれ以上に「悪いところ」があれば、一生懸命「良いところ」を見ようとしているうちに、差し引きした「悪いところ」による損害が積み重なります。その結果、思わぬ不都合が生じて、あのとき決断していれば、となるわけです。

「この人といても良いことがない」。そう思ったのであれば、別の方向性を探るのも正しい選択肢の一つです。

絶望と失望の違い

心の揺らぎや迷いから相手にとって不愉快な行動をとってしまうことは誰しもあります。お互いに望むような行動ばかりとることは、人間である限りあり得ません。

しかし、心の揺らぎや迷いから不愉快な行動をとるにしても、越えてはいけない一線を守れるかどうかは、信頼関係を維持するために重要なことです。

自身の心の揺らぎ、迷いによるもの（言い訳なのですが）として、まだ理解が得られるのは相手が「失望」する行動で、許されないのは相手が「絶望」する行動です。失望と絶望を分けるのが越えてはいけない一線を越えたかどうか。心の揺らぎ、迷いがありながらも、心のどこかで相手のことを考えていれば、その一線は越えません。

人間ですから相手を失望させてしまうことはあっても、絶望させることは絶対にしないこと。それが、幸せな人生を歩むための条件です。

我慢はしなければならないが、無理をしてはいけない

自分を偽らずに生きることは、幸せな人生を歩むための基本です。

自分を偽らない生き方を選択した結果、仕事や人との付き合いを失って厳しい状況に置かれても、それに耐えてがんばることを「我慢」と言います。「貧しいけれども幸せな日々」「ああいう日々があったから今日がある」という言葉は、我慢から生まれるものでしょう。

一方、仕事や人との付き合いを失うことを恐れて、自分を偽って現状を維持しようとすることを「無理」をしていると言います。人間は無理をいつまでも続けることは不可能な生き物。結局は、その無理が蓄積して精神的に参ってしまうか、爆発して元も子もない破滅を迎えてしまいます。

幸せな人生と不幸な人生を分けるのは、「我慢」と「無理」を履き違えた結果です。常に、

自分の素直な気持ちに耳を傾けて生きることが大切なのです。

医療とサービス業とは違う

医療とサービス業の違いはどこにあるのでしょう？

例えば、患者さんの治療でトラブルが起こって治療時間が長引き、待合室に患者さんがいっぱいになってしまった場合。どのように対処するかで医療とサービス業の違いが出ます。

サービス業の場合は、一人のお客さんの応対に長々と時間を取り、多くのお客さんに不愉快な思いをさせることは、そのお店のイメージを大きく損ねてしまいます。長引くお客さんの応対は他のお客さんのために打ち切って、多くのお客さんからの不評を買うのを防ぐという判断をすべきです。

では、医療の場合はどうか？患者さんが治療の不完全な状態で医院を出て、次に来院するまで生活することは絶対にあってはなりません。当然、症状が悪化する場合も想定されるからです。医療においては、トラブルが起こった患者さんの治療を中断するのではなく、待っている患者さんに理由を伝え、予約を取り直してもらうべきです。きちんと伝えれば、不評を買うようなことはないでしょう。

医療の原点は、人一人を救うことです。それをおろそかにして、多くの患者さんの快適性を追求するのは医療の本質からは外れています。全ての患者さんに、治療上のトラブルに見舞われる可能性があるのです。待っている人のために自身の治療を不十分なまま途中で打ち切られたと知ったとき、どう感じるかを考えればわかるでしょう。

桜桃歯科の待合室には「当院は、全ての患者さんに対して、治療優先の基本姿勢をとっております。ご予約の時間にお通しできない場合もございますことを了承願います」というメッセージが掲示してあります。

人一人を救えずして、医療機関を名乗ることは許されません。

1000人の犠牲者と1001人の犠牲者とは違う

災害や紛争などがあると、何百何千人単位の犠牲者という言い方で、その規模のランクを分けることがあります。犠牲者が一人多い、少ないで、その災害や紛争に対する人員、予算の規模は変わりません。しかし現実には、人一人の犠牲に対して流される家族や関係者の涙、精神的苦痛や喪失感を考えると、1000人の犠牲者と1001人の犠牲者とには明確な違いがあります。

われわれ医療人は、より良い医療を求めて努力しますが、なるほど大きなくくりで言えば、その時代の医療を大きく変えるような、著しい結果は出せないかもしれません。しかし患者さん個人に関して言えば、医療人個人の努力で得られた知識、技術によって、苦しみが軽減されることがあるのです。これは大きな違いです。やはり医療機関は今現在、その時代の理想を求めて努力するべきなのです。

『ヒトラーへの285枚の葉書』という映画があります。これはナチス政権下のドイツ・ベルリンで、ヒトラーに対する批判メッセージを書いたポストカードを市内のあちこちに置き、政権批判を続けた老夫婦の実話です。結局ばれて夫婦は処刑されてしまいます。その6カ月後、ナチスドイツは敗北し、ヒトラーは自殺。大きな歴史の流れの中では、この夫婦の行ったささやかな抵抗など大勢に影響するものではありません。しかし彼らの命をかけた告発により、ナチスドイツの崩壊は1日早くなったのかもしれません。そしてその1日のおかげで命を救われた人々がいるはずです。ですから、彼らの努力はとても高い価値があるのです。

1000人の犠牲者と1001人の犠牲者とは違う。一人の犠牲者に対する悲しみの涙が持つ意味は大きいと思います。

60歳を目指して生きる

目的を持って生きる人生は、マラソンなど長距離レースに例えることができます。人が苦しさに耐えられるのは、ゴールがあるからです。そしてゴールが見えてくると、気分が楽になり一層気持ちが入って充実してきます。人生という長距離レースのゴールが見えてくる道標《みちしるべ》が、今の時代はちょうど60歳なんだと思っています。

60歳過ぎれば80歳まであと20年。80歳過ぎれば後は気を抜いて楽に生きればいいというのが私の考え方。60歳になる者にとって、20年は「たった20年」と感じられるほど短い時間です。なぜなら40歳から60歳の歳月なんて、全ての出来事を思い出せるほど短い時間ですから。

「あと20年なら、苦しくてもこれまでの生き方を貫ける」

そう考えると元気が出てくるし、落ち込んで歩みを止めるより、少しでも目標に向かって歩を進めようと前向きな姿勢に戻ることができます。ところが若い頃はそうはいきません。

「この苦しみはいつまで続くのだろう」と考えて絶望の淵に沈み込んでしまいます。これまで生きてきた何倍もの時間を生き続けなければならないと思うと、そうなりやすいのです。場合によっては鬱病になって自殺におよんでしまうこともある。

若い方々にお伝えしたいのは、「苦しくてもとにかく60歳までがんばってください」ということ。60歳になれば人生はかなり楽になりますので、とりあえずそれまでがんばって生きてください。

死を恐れない精神を持つこと

江戸時代に武士としての生き方を書いた書物『葉隠』に「武士道とは死ぬことと見つけたり」という言葉があります。充実した生き方というのは、この言葉に尽きるのではないでしょうか。なぜなら、人が最も恐れている「死」を人生の目的にしているからです。さまざまな捉え方のある一文ですが、私はこの言葉をそのように解釈しています。「自分の生き方を貫くのは苦しいことだけれど、死を迎えることでその苦しみから解放される」という考え方。死ぬことを、自分に課した課題に対する追求の苦しみから解放される一つの「救済」として捉えることが、その人生を恐れることが何もない力強いものに変えていきます。私は、幸せな人生を歩むカギは死ぬことを恐れない精神にあると思っています。そういった精神を持っている人にとっては、老いも死もマラソンのゴールが近づいてくるように感じられ、老いるにしたがって人生の充実感が増していきます。その精神は、自分の大切にしている価値観を守り抜きながら生きることによってこそ得られるとも思うのです。「誇り高き人生」もこの精神によってもたらされるのでしょう。

運命は自分の選択が積み重なった結果

運命について考える人は多いと思います。運命というものがあるとすれば、それは自己判断の積み重ねの結果を言うのであって、結局は自分の意思によるものなのだと私は考えています。そう考えると、他人と運命を比較して嘆いたりするのはそもそも筋違いで、自分の運命は自分で選んだ結果であって、それ以外の人生はあり得ないのです。癌で余命を宣告されていても、それ以外の理由（交通事故など）で死を迎えることもあり得るわけで、つまり、世間一般や他人と比較して自分の人生を予測するのは無意味なことなのです。日々さまざまな出来事がある中、後悔のないように真剣に生きることこそ正しいのです。結果は予測できませんが、ただそれを受け入れながら最期まで人生を継続するのが、生きることの本質ではないでしょうか。

歯科スタッフの仕事とは？

最後に、歯科で働くスタッフの心構えについてお伝えして、大きな成果を上げるための人材教育、チームづくり、成長のため日々大切にすべき考え方について述べたこの章を終わりたいと思います。

私はスタッフに対し「歯科スタッフの仕事ってなんだと思う？」と聞くことがあります。ほとんどの場合「歯石を取ったり、セメントを練ったり、患者さんをきちんと接遇することです」といった答えが返ってきます。

私はそれに対して、「確かにその通りですが、ではなぜそのようなことをするのでしょうか？それは、その仕事を行うことで院長の能力を最大限に発揮できる環境をつくることが歯科スタッフの仕事の根本だからです」と答えるのです。

歯石を取る、セメントを練るといった技術を提供するのがスタッフの仕事であれば、それらの業務を着実に行うことが優先される勤務姿勢になります。そのような勤務姿勢だと、院長に対して自分の仕事がやりやすい環境を求めるようになり、かえって院長がスタッフに対して遠慮してしまう状況になりがちです。結果的に院長の能力発揮を妨げることにもつながります。このことは、最終的には患者さんに不利益を与えることにもなるのです。

それに対して、院長の能力が存分に発揮できる環境をつくるのがスタッフの仕事だという認識であれば、先述の内容を着実に行うのは、仕事の目的ではなく当然達成すべき条件になります。なぜなら、院長の能力を最大限に発揮させるためには、スタッフの技術レベルが高くないといけないから。そして、その技術をどう院長の能力発揮に役立たせるかを常々考えて仕事をするようになります。

前者の場合は「きっちりと仕事をしているのだから、後はお任せします」というスタンスのスタッフに、後者の場合は「自分が何をすべきか常に考えて、緊張感を持って仕事をする」スタッフになります。そういう心構えであれば、現状に満足せず新たな技術の習得にもおのずと積極的になるのです。

どちらのスタッフが優秀かは明白です。優秀なスタッフに支えられて、院長がその能力を十分に発揮することが患者さんにとっての利益になる。医院はこうあるべきだと思うのです。もちろん、これは院長にとっても当てはまります。優秀な院長とそうでない院長の違い。それは、優秀な院長は、自らの仕事の目標を患者さんを幸せにすることと認識しており、そうでない院長は、自らの仕事の目標を歯科治療を行うことだと認識している点でしょう。前者は目的達成のために新たな知識、技術を得ることに対し常に貪欲であり、後者は一度確立した治療形態のまま惰性で治療を続ける場合がほとんどです。

ただし、スタッフに対し「院長の能力を発揮させる環境をつくるのがスタッフの仕事」という思いで接することは、スタッフから「それだけのことをするのにふさわしい院長なのか？」という評価の対象に自らが置かれるということも覚悟しなければなりません。そのような緊張感を持った関係は、成功を収めるためのチームに必要なものなのです。

COLUMN▼成功は与えられるもの

歯科医院に限らず、優れた組織はスタッフが優秀です。そしてスタッフが優秀な組織には、必ず優れた上司がいます。優れた上司が優れたスタッフに育て上げていくということなのでしょう。

開業当時、私は従業員との関係がうまくいかず、家内がトラブルの仲裁に入ることもよくありました。当時の私は「私の医療への思いを理解し共有できるスタッフ」であることを要求し、それに応えてくれるスタッフがいないことを嘆いていました。しかし、時間とともに徐々にその考えを変えていくことになります。その結果、桜桃歯科は極めて離職者の少ない歯科医院になったのです。

桜桃歯科がそのように変貌したのは、従業員に対する私の考え方が「私の期待に応えてくれないのは、私にそうさせるだけの魅力がないのだ」というものに変わったからです。いくら立派な考えを述べても、人がその考えに同意し協力してくれるかどうかは、その人と付き合うことで具体的なメリットがあるかどうかによって決まります。「人を動かすためには、理念だけではなく、実際の利益を伴うことが不可欠である」という考えに基づいて、従業員に対して上から目線で理想を説くのではなく、好感度を上げることに徹するようにしました。誰でも80度のお湯に手を入れれば、熱いっ！と手を引っ込めます。人が動いてくれないのは、手を入れているお湯の温度が低いからなのです。手を引っ込めさせたければ、お湯の温度を上げなければならないのです。お湯の温度が80度になれば、誰でも手を引っ込める。人を動かすにはそれだけの動機づけが必要なのです。

そのような考えに至った結果、一般的な対人関係、事業の成否に関しても考え方が変わりました。「お願いしても会ってくれないのは、会うだけの魅力、メリットを感じないからだろう」「治療が思ったようにうまくいかないのは、何らかの知識、技術がまだ不足しているからだろう」と考えるようになりました。

つまり「原因があるから結果があり、思った結果が出ないのは、何らかの原因認識ができていないからである」ということなのです。結果が出ないとき、相手や社会環境のせいにして怒ることがなくなったように思います。

その結果感じるのは、「成功は、条件が整えばおのずと与えられるものであって、目指して獲得するものではない」ということです。成功したければ、強く主張するより、着実に一定のレベルまで実績を積み上げること。そうすれば成功が与えられる。成功とはそういうものだと思うのです。

成功は取りにいって獲得できるものではない。「他人が私の価値を認めるのは、価値を説明されることによってではなく、他人自らが私の価値を認めてくれたときである」というのが、桜桃歯科を開業してから得た、成功に関する問いへの一つの答えです。

第2章 成功の青写真と失敗の青写真

開業歯科医師になるつもりはない

私は、1983年に岐阜歯科大学を卒業後、口腔病理学教室に助手として在籍し、「口腔領域と全身の免疫機構との関連性の解明」を研究しました。退職後、1986年から医療法人聖病院「聖歯科」に勤務し、歯科所長として9年間の臨床を経験。1995年に桜桃歯科を開業し、今日に至っています。

元々私には開業歯科医師になる思いはなく、基礎系の研究者、それが叶わなければ、どこかしっかりした組織の勤務医で一生働くことを希望していました。そこには、私なりの根深い理由があったのです。

私が歯学部に入学した理由は、両親の夢を叶えるためでした。両親は淡路島で呉服屋を経営していました。しかし、和服販売の将来に不安を覚え、景気に左右されない安定した仕事として、私が医師になって「上田呉服店」を「上田医院」に変えてくれることを強く望み、「それがお前の幸せにつながるのだ」と強く言い聞かせて、私を育ててきたのです。元々、国語、英語、日本史、世界史が好きな私立文系タイプの私は、数学、理科重視の医学部入試には向かず、結局、同じ医科系でも比較的難易度の低い私立歯学部に入学することになりました（当時は歯科医師不足で歯学部ブームがピークの時代。東京医科歯科大学歯学部の偏差値が大阪大学医学部より高かった時代で、私立歯学部といえども競争率10倍程度でそれなりに難関でした）。それでも両親は大喜びでした。これで「上田呉服店」は「上田歯科医院」になることが確定したからです。

ところが、大学生活が始まり、私は自身の進路選択に大きな疑問を持つようになっていきます。大学生活においては、もちろん気の合う仲間もいたのですが、基本的に私立歯科大学の雰囲気が合いませんでした。何の疑いもなく親のお金で高級車に乗り、将来の安定を信じて「バイトするより、親に金をもらった方が早いですよ」という会話が屈託なく交わされる雰囲気が肌に合わなかったのです。授業の内容も、哲学や法学などを学んだ教養課程、生理学や生化学といった基礎系の授業がある3年生までは面白く学びがいがあったのですが、4年生になり歯科専門課程の授業になって大きな失望を抱くに至りました。歯を削ったり、入れ歯を作ったり、歯磨きを教えたりという授業内容が、これまで私が生涯をかけてやろうと念頭に置いてきた課題とはかなり異なっているように思えたのです。いくらそれが儲けにつながり、他の職種に比べて生活が安定するからといって、自分としては満足できないと感じていました。

4年生のとき薬理学の実習があり、学位取得のために教室の研究生になっている開業医の先生たちが実習のお手伝いに来られました。実習中、ある先生が誤って試験管を割って指を怪我したとき、われわれ学生に言ったセリフがあります。「この指は10分間で○万円稼ぐ指だからね」。自慢気に指を動かして見せながら彼はそう言ったのです。私はこの言葉に激しい違和感を覚えました。10分間で○万円と言ったって、国民皆保険で守られている状態と、何のバックアップもない他の一般業種とは元々置かれている条件が違う。この人が他の一般業種で同じだけ稼げるかは、はなはだ疑問です。そういった社会条件を抜きにして、単に売り上げの自慢をする彼に対して、「開業歯科医師とはこの程度の人たちなのだ」という残念な思いが強くこみ上げてきたことを覚えています。

「彼らの仲間にはなりたくない」というのが、当時、開業歯科医師になるつもりはなかったという正直な思いの根底にあります。

とはいえ、今は私も開業歯科医師の一員です。歯科大学を卒業して、どのような経緯で今日に至ったのかをお話ししましょう。

研究者への思いと、臨床医の現実

歯科医師になることにすっかり失望感を抱いていた私は、卒業後の進路として基礎系の研究室に残る道を選び、母校の病理学講座に入職しました。なぜ病理学を選んだのかというと（後で知ってなんだと思ったのですが）、学生時代、「歯から癌ができたことはない」という話をどこかから聞いていて、その観点から癌治療に新たな側面を切り開けないかとひらめいたからです。入職して、歯から癌ができないのはごく当たり前の理由で、歯の神経（歯髄）が上皮組織ではない幼若肉芽組織で癌化しないからだとわかりましたが、それでも口腔領域ならではのテーマ、「扁桃腺の扁桃が全身の免疫機構にどのような影響力を持っているか」などを解明したくて、日夜仕事に取り組んでいました。しかし、その研究室の上司と意見が合わず、2年ほどで退職することになってしまいました。退職しても私の第一目標は研究者でしたので、愛知県がんセンターの病理学教室に研究生入学の話をつけ、研究生の学費を得るという目的で、臨床医としての人生を開始したのです。ところが、いざ歯科臨床を始めてみると、そんなに簡単なものではなく、悩む日々が続き、とても研究生活に入れる状況ではありませんでした。

その後、8年間勤務した病院歯科が閉鎖されることになったため、今の各務原市で桜桃歯科を開業します。開業に先立ち、各務原市歯科医師会長のところへ挨拶にお伺いしたときに述べたのは、「自分は研究者になるのが目的です。研究者として早く原隊復帰を果たしたい」というものでした。その頃、私は噛み合わせ治療が癌も含めた全身疾患に対して画期的な成果を上げているという一部の歯科医師たちの本を読んでいたため、これからはその分野の究明に進もうという研究への野心も持っていたのです。その思いが、後述する京都大学再生医科学研究所での研究生入学につながり、また、そのことが歯科医院を閉鎖しようかと悩む程の大きな試練へとつながっていくことになるのですが。

給料は要りません

母校の病理学教室を辞め、岐阜市の病院歯科に勤務するも、歯科部門を閉鎖（現在は愛知県の病院施設を除いて岐阜市の病院施設もなくなっている）したことに伴い、１９９５年10月に桜桃歯科を開業することになります。開業前の時期、３月末に病院歯科を退職し10月までの半年間は、開業歯科医院に勤めることになるのですが、その半年がなかなか印象深い時間だったのです。

当時の私は、元病院歯科所長の経歴を引っ提げ、その歯科医院で働きはじめました。院長の私への期待も大きかったと思います。６カ月の短期間にもかかわらず、病院歯科所長時代と同じ給料も約束してくれたのでした。

ところが勤務し始めてすぐに問題が起こります。院長のイメージしていた臨床能力と、私の実状がかけ離れていたのです。一言で言うと、院長が求めていたのは「稼げる」歯科医師。病院歯科というのんびりした環境で、売り上げを伸ばすよりも、患者が望まない治療はせず、気分良く通ってもらうのをモットーとしていた私とは、診療スタイルが全く異なり、治療方針で意見がぶつかってしまったのです。しかしその歯科医院に勤務する立場では、院長のやり方を踏襲しなければなりません。患者さんを前にして、これまでの私ではなく院長ならどうするのか?と考えて動こうとするのですが、うまくいかず患者さんともトラブルになるなど、かなり悩んだことがありました。院長の立場から考えると、医療ポリシーの違う稼ぎの悪い歯科医師(更に短期間で辞めるのが決まっている)は、もう辞めてもらった方がいいに決まっています。院長の気持ちを察していた私は、あるとき院長に面談を申し込んだのです。悩みを打ち明けていた私の知り合いたちは、「そんなに合わないならさっさと辞めれば?開業までの数カ月、人生最後の長期休暇だと思って楽しめば?」とアドバイスしてくれる人もいました。

さて、どういう展開になるか。予想がつかないまま院長との面談を迎えました。「合わないので辞めます」と言えば、院長は引き止めなかったでしょう。実際に私が院長に言ったのは、次のようなことでした。

「院長の期待に応えることができずに申し訳ありません。ただ私としては、10月まで勤めると入職した職場を、私の能力不足で辞めるのは避けたい思いです。そこで提案ですが、お約束した給料は要りませんので、10月まで私が約束したことを果たさせてください」

自身の意地やプライドで「こんなに合わない職場はこっちから願い下げだ」とは言いたくな

かった。最初に約束したことはなんとしても果たしたかった。その思いで、シナリオなしで発したセリフがそれでした。それを聞いて院長は「わかりました。辞めるまでの間に伝えられる知識は全て伝えます」と言ってくれたのでした。

その歯科医院で学んだのは、開業歯科医院の経営マネジメントの厳しさです。病院歯科所長のままで開業していたのでは、今日はなかったかもしれません。私と治療方針が対立したとき院長が言った「そんなことだから、歯科が閉鎖されたのではないでしょうか？」という言葉の意味を、開業してから改めて実感したものです。さらには、タイプの違う人の下で働くことで、これまでの自分にはなかった能力を身に付けることもできたのです。終わる頃には、これまで発することのなかった言葉を口にしている自分に気付き、自身が歯科医師として強化されたと実感したこともよくありました。院長には今でも感謝しています。

院長との面談で私が「こういったとき院長ならどうするのか?を考えていると、どうしていいかわからなくなり体が動かない」と訴えたところ、院長が「新しい行動パターンの神経回路が出来上がるときはそういうものだ」と言っていたことを覚えています。確かにその通り。これまでの自分とは違ったパターンの行動をしようとするときは、まだ脳の神経回路ができていないので、当然戸惑うわけであって、繰り返すことにより新たな思考や行動パターンが獲得されるのです。その結果、その歯科医院を退職する頃には、これまでと違った治療に対する発想ができるようになっていて、そのことが後々の成功につながった部分も大いにあると思うのです。

開業後の成功

1995年10月13日、桜桃歯科を開業しました。

開業にあたっては、とにかく失敗は避けなければいけませんので、有利な条件のあるさまざまな場所を調べました。まず、これまで勤務していた歯科医院の患者さんが来られるよう、前の歯科医院から車で15~20分ぐらいの場所であること。人口あたりの歯科医院が少ないこと。近くに団地などの人口集合地域があることなど。それらを中心に場所を絞っていったのです。そこに「こういう街並みで開業したい」といった自分の好みの条件は一切入れませんでした。

そして、それらの条件がそろった現在の土地が見つかり、桜桃歯科がスタートしたわけです。

初日から20人ぐらいの患者さんが来てくれました。診療を終えて、開業の指揮をとってくれた材料店の方と成功確実な土地で開業できたことを祝ってビールで乾杯したことを覚えています。2、3カ月目ですでに、患者さんは1日40人程に。各務原市だけではなく、岐阜市近郊の歯科医院の間でも、近年稀に見る成功歯科医院として話題にのぼることが多かったようです。

ただ、開業して数カ月たった頃から困った問題が次々と露呈し、新米院長の私は日々不安な思いで診療することになるのです。

押し寄せる患者さんを巧みにさばいていくことができない。問題は歯科医師としての治療技術も精神力も不十分であったことに尽きます。スタッフを管理する能力の不足も当然問題になってきます。

結局、患者さんをむやみに待たせてしまうとか、スタッフがよくかわるとか、自分の能力を超える成功を得たことで、かえって悪評が立ってしまう結果になったことは否定できません。そして医院は、開業2年目ぐらいで患者数の増加が止まり、そこからは同じレベルで増えたり減ったりを繰り返すようになりました。開業直後の勢いから、どこまで伸びるのだろうと注目されていた桜桃歯科の業績は、ほぼ凡庸な歯科医院の領域内にとどまってしまったのです。

人は失敗しないようには万全の準備をしますが、失敗と同様、成功に対しても万全の準備をすることを怠ってはいけないのです。なぜなら、成功は維持できてこそ成功の価値が生まれるのであって、維持できない成功は失敗と同じようなダメージを人生に与えてしまうものだから。成功も失敗も「非日常の出来事」です。失敗は速やかに脱せられるようにさまざまなシミュレーションをし、成功は長く維持できるようにシミュレーションをするべきです。うまくいったときの青写真をたくさん描いて未来を夢見るのは、決しておめでたい人のすることではありません。成功は持続させなければ失敗と同じという成功体験の怖さを知っている人のクールな知恵なのです。ぜひ、成功の青写真と失敗の青写真、その両方をたくさん描き、いつでもそれを冷静に見返せるようにしてください。

噛み合わせ治療への傾倒

開業直後の成功そして自身の力不足による失敗がありながらも、開業医としての道を歩み始めたわけですが、そのとき私の中にはある思いがありました。

医療費の多くを対症療法や延命治療が占めている。疾病の予防や全身疾患への新しいアプローチ、それらを歯科から発信できる可能性はないだろうか。

そこで当時注目したのが「歯の噛み合わせ」だったのです。

開業医として治療を続けながら噛み合わせの研究にも取り組み、2000年、京都大学再生医科学研究所で「噛み合わせと全身バイオメカニズムの関係」をテーマとして研究生になりました。また内閣官房・科学技術庁のミレニアム・プロジェクトでは、京都大学、東北大学、岐阜大学、朝日大学、アメリカのセントルイス大学のメンバーをまとめ、咀嚼治療装置による高齢者の機能回復に関する研究に取り組んだり、また別のプロジェクトで、厚生労働省への働きかけを行ったこともありました。

口腔機能の維持がさまざまな疾病を抑制し、また全身の疾病をなくすための大きな鍵を握っている。そのことを証明したかったのです。

東北大学医学部大学院研究生時代の2003年には「噛み合わせと全身バイオメカニズムの内科的考察や解明」について、国際インパクトファクター、0・5ポイントの英字医学誌「The Tohoku Journal of Experimental Medicine」に、最も根拠の質の高い研究手法とされるRCT（ランダム化比較試験：Randomized Controlled Trial）による論文を発表しました。

当時の私は、噛み合わせ治療は万病を治すことができる方法であり、正しい噛み合わせによって体のねじれが取れ、人間が本来持つ免疫機構や神経機構が正しく発揮され、それによってあらゆる疾病を根源的に治癒させる究極の治療法であると考えていました。興味を惹かれて入会していたBBO研究会（埼玉県の噛み合わせ治療グループ）では、癌や骨肉腫、さらには糖尿病などの内科系疾患や腰痛などの運動機能障害を、噛み合わせ治療で治したという症例を見せられ、それを信じていたのです。そこで、まだ確立されていない民間療法だった噛み合わせ治療が正式な医療として認知されるよう、私なりに試みを行ったというわけです。

しかし、この噛み合わせと人体の関係というテーマは、結果的には空振りだったのです。京都大学再生医科学研究所の堤定美教授、東北大学医学部の佐々木英忠教授という医学界のトップ教授のバックアップの下で取り組んだ結果わかったのは、「噛み合わせを改善することで、全身の状態の変化につながることは医学上あり得ない」ということでした。さまざまな病気が治ったのは、偶然もしくは他の要因によるものだというわけです。

私は論文を書くために治療データを取っていたのですが、治療効果は噛み合わせ治療を行った後の数週間ぐらいは見いだせますが、それ以降はほとんど元の状態に戻ってしまうというものでした。噛み合わせ治療は、患者さんの期待がもたらした一種のプラセボ効果（思い込みによる回復感）に過ぎないと結論づけています。それは、わが国の主要6歯科学術団体からなる日本顎関節学会が示した「顎関節症患者のための初期治療ガイドライン」でも裏付けられています。それでもまだ、一部の歯科医院が患者さんの不安をあおる形で高額治療として続けている現状があり、心を痛めているところでもあります。顎関節症の多くは疾病ではなく単なる身体不調に分類される現象で、放置したとしても将来何らかの全身疾患につながることはあり得ないということを、はっきりと認識していただきたいと思います。その人にとって理想の噛み合わせというものも存在しません。噛み合わせ（咀嚼機能）は食物をかみ砕いて腸から栄養を得るための第一段階の機能に過ぎませんので、食事ができればそれでいいのです。

噛み合わせ治療の研究で失ったものと一般診療への回帰

話を桜桃歯科に戻しましょう。噛み合わせと人体の関係をさんざん研究した結果、達したのは関係ないという苦い結論でした。

そして、この噛み合わせ研究に深く入れ込んでいたことで、医院では一般診療がおろそかになっていました。桜桃歯科は一度、経営の危機を迎え、傾いたことがあったのです。当時、450人いた月々の実質患者数は3分の1の150人以下にまで激減していました。

噛み合わせ治療にはまっていた頃の診療は辛いものでした。なにしろ、噛み合わせ治療の原則では噛み合わせが原因で体の骨格が変化し、癌をはじめとする恐ろしい疾患にかかっていくという理論ですから、その原則に合わない通常の歯科治療など恐ろしくてできません。そうかと言って、噛み合わせ治療のセオリー通りにやろうと思うと、何の問題もない全ての歯を削って理想の噛み合わせに変えていかなければならない。そんなことを患者さんに勧めても、患者さんは無茶を言う私を敬遠してどんどん減っていってしまう。

そんなことを考えながら患者さんを前にして、どうしていいかわからなくなっていたのです。当時のスタッフによると、治療中に数分間手を止めて無言のまま動かずにいる光景を時々目撃していたそうです。「最近の院長はおかしい、やる気が以前の半分もない」と言って去っていったスタッフもいます。

ゴルフで精神的な不安から手が痺れてパターが打てなくなる状況があるそうですが、まさにそれと同じような苦しみの中にあったように思います。経営的にも精神的にも、ピンチの真っただなかでした。

その苦しい状況を支えてくれたのは、開業以前の勤務医の頃からずっと私を信頼して通ってくれていた患者さん、いつもお中元、お歳暮にビールを届けてくれた患者さん、転勤後もわざわざ車で1時間以上もかけてお子さんの歯の検診に通ってくれた患者さんの存在でした。もう亡くなられた方もおられますが、そういった方々のお名前とお顔は今でもはっきりと記憶しています。

患者さんが減って辛かった頃、そういった患者さんのお一人が亡くなりました。治療予約のキャンセルをご家族の方がされたときにそのことを知り、葬儀に参列させていただきました。その数日後、こんな夢を見たことはいまだに記憶に残っています。

お昼休み、私が診療室で入れ歯の修理をしていて、ふと気付くとその方が受付のカウンターの向こうに立ち、そこから「先生、先生」と私に声をかけられるのです。これまで見たこともないような素晴らしい笑顔で私にニコッと微笑まれました。私が「あっ、〇〇さん！」と思ったら、もういなくなっていたのでした。

家内にその夢のことを話すと「それは◯◯さんが最期に、先生がんばってと伝えに来てくれたんだよ」と。多くの患者さんやスタッフが去っていく中、ずっと私のことを信頼し続けてくれたこれらの患者さんたちの存在によって、支えられ、苦しい時期を乗り切れたのだと思っています。

そこから、通常の歯科医院として地域の患者さんに貢献しようと、大きく考えを転換し、改めてスタートを切ったのです。

COLUMN▼なりたい自分を思い描く

歯科医師になったばかりの頃、日々の臨床治療の難しさに落ち込み、「私は歯科医者《はかいしゃ》ではなく破壊者《はかいしゃ》ではないのか？」と自分を責める日々が続いた時期がありました。

そんな苦しい日々の中、少しでも将来に光を見いだそうと、休日には歯科セミナーによく参加していました。そしてあるとき、講師の一言が一条の光のように私の気持ちを前向きにさせてくれたのです。それは「ここまでやったら、後は地元の歯医者さんでやっても同じなので、患者さんと相談してそうしてもらいました」という言葉。

どうしていいかと苦しんでいる中、彼の一言がこの苦しみを越えた先にある未来像を具体的に示してくれたからです。

「患者さんにそのように言える歯医者になろう！」

日々の問題の処理に翻弄されていた私の心がアグレッシブになり、問題克服に向かうきっかけになった言葉でした。今、遠方から治療を受けに来られている患者さんに対し、普通にそう言っている自分に気付くたび、「ああ、あのときこうなりたいと思っていたんだ」と感慨深いものがあります。絶望的な状況で人が救われるのは、目先を乗り切るテクニックよりも、将来に向けて具体的な夢や目標を持つことだと思います。

私は幸せな人生を送るための肝は、常に15年先にはどんな自分になっていたいかを具体的にイメージして生きることだと思っています。70歳を越えれば、いかに死にゆくかの思いを頭に描きながら生きることになっていくのだと思います。

今日、明日をなんとか乗り切っていけばいいという思いが蓄積した15年後と、その頃にはこうなっていたいという思いが蓄積した15年後とには大きな違いがあります。

なぜでしょうか？

人の行動を決める大きな要因の一つに、他人、世間の目があります。ハリーポッターに出てくる、かぶれば自分の姿が見えなくなる「透明マント」が手に入れば、おそらく普段は人目があってできない「良からぬこと」をしてしまう可能性が高いでしょう。しかし私は、自分の行動を決める要因はそれ以外にもう一つあると思っています。それは、将来なりたいと思う自分。その自分が語りかけてくるのです。「将来こうなりたいなら、そんなことをしていていいのか?」と。

成功者の共通点は「人知れず努力をしていること」です。人が見ていない所での行動こそ、その人の人生を決していくのだと思います。だとすれば、「人知れず努力をする人」が成功者になると言うべきなのかもしれません。そして、そういった行動の根本には、自身のなりたい将来像を持ち続けているということがあると思うのです。

第3章 マーケティングの重要性

ネット広告が大切な理由　長所伸展の歯科経営

私は、大成功して歯科セミナーなどで話す歯科医師に対して、そこまでの成功を達成できるのはどのような方なのだろうという興味、関心を持ち続けていました。

あるとき大阪で、1日に100人以上の患者さんが来院する歯科医院に見学に伺い、診療後院長にいろいろと話をお聞きしたことがありました。

私個人の印象では個性的な性格の院長とも見受けられ、どちらかというと、この上なく優れた人間性で誰にでも好かれるというタイプには思えませんでした。しかし抜群の実績を上げておられる。患者さんというのは歯科医師のどの部分を評価するかわからないものだと考えていたとき、彼がこう言いました。

「岐阜でこんな成功は無理だよ。だって人口が違うもの。うちの歯科医院の商圏には100万人がいるけれど、岐阜だとせいぜい10万人でしょう?」

私はこの言葉で全て理解することができました。どうして年商3億円以上の歯科医院が大都市に多いのか?どうして、誰にでも受けるようなタイプではない人が大都市で成功するのか?

全て理由は人口にあったのです。彼らには短所もあるのでしょうが、人を惹きつける強い長所があります。来院した患者さんが3人去っても7人来れば差し引き4人ずつ増え続ける。それを支えるのが人口の多さです。もちろん彼らを支持しない患者さんもいるのでしょうが、それを上回る数の患者さんが彼らを支持する。だから彼らの歯科医院の業績は伸び続けるわけです。大都市で飛び抜けた成功を収める歯科院長にユニークで個性派が多いのは、そういった理由があることに気が付いたのです。人口の圧倒的に多い大都市では「長所伸展」型の歯科医院は伸びる。長所伸展とはつまり、自身の優れているところをより一層伸ばすということ。人口が多ければ、その長所に惹かれる患者さんは多く、ますます伸ばしていけるというわけです。

一方、人口が少ない地方の場合、囲い込まれた地域の限られた人口が対象となるため、悪評が立つことはなるべく避けなければなりません。その結果、長所伸展よりも「短所修正」型の歯科医師が増えることになります。そうして、1億円前後の売り上げを達成するのが地方の成功モデルではないかと思います。

私は、大阪の歯科院長と別れた後、岐阜の人口で100万人の商圏を得ることができるか考えてみました。その結果、ネットを活用するという考えに至ったのです。

それからYahoo!、Googleの広告アカウントを作り、広告文章を考え、岐阜、愛知の関連エリアに対して、自身で広告料金を設定していきました。ネットで上位に掲載されるリスティング広告の場合、その広告場所を取れるかどうかは、同一キーワードで競合する相手の出している値段より上の値段を提示することです。そこに広告を出せるのです。

そのようにして、自分の判断で「岐阜インプラント」「名古屋審美歯科」などのキーワードを競り落としていきました（名古屋審美歯科というキーワードをワンクリック１０００円で落札すると、後はYahoo!に例えば1万円を振り込めば10クリック分はアピールしたいＨＰを広告トップ位置で見てもらえるというシステムです。他の歯科医院が１１００円で新たに落札すれば広告トップ位置からすべり落ちることになるので、１１１０円で再度落札して、広告トップ位置を奪い返すわけです）。とはいえ、素人のやることなので、無駄に高い値段で主要キーワードを落札していることも随分あると専門業者から指摘され、それ以降は業者に委託して愛知、岐阜全域にネット広告を出すことができているわけです。

こうして私は、大都市と同じように人口数百万人の商圏を対象とする桜桃歯科を実現させたのです。

ちなみに、ネット広告にかけた費用と実際に歯科医院を訪れた初診患者数の割合を調べたところ、大体広告費用５万円に対して初診来院患者が一人という結果でした。となると、ある程度インプラントや矯正歯科、審美歯科といった自費治療が主体でないとネット広告戦略は経済的に維持できないというのも、一方では明らかです。

ニーズを知り、非があれば認める

最適なネット広告により、岐阜、愛知全域の患者さんを商圏に入れることができました。初診患者さんの住所を見ても、両県の全域から来院されていることがわかります。

ここで大きな問題が立ちはだかります。なるほど、ネット広告で来院してもらうことはお金の力でできることだとも言えます。ただ、一度遠方から来た患者さんに次回も来院してもらい、計画した治療が終了するまでずっと通院していただくには、やはりその歯科医院に実力がなければ不可能なのです。歯科医院の実力の最も大きな要素が、院長の治療技術であるというのは言うまでもありません。それがなければ、せっかく来院された患者さんが離れてしまうことになり、収益は伸びず、ネット広告を続けることもできなくなってしまいます。ですから、形だけ人口数百万人の商圏を得ることができても、実力が伴わないとその地位は維持できないのです。その実力をどうやったら身に付けることができるのか？

それは、患者さんの正直なニーズを受け止めること。離れてしまったことを事実として受け入れ、自身に非があれば認めることです。

治療予約している患者さんが連絡もなく来院しなかった場合、普通の歯科院長は「おそらく治って、痛みもなくなったから来ないのだろう」と自己判断してしまうことが多いように思います。

私もそういった考え方をしていた時期がありました。しかし、噛み合わせ治療で患者さんが減っていたこともあり、あるとき予約しているのに連絡もなく来院されない患者さんに受付から電話して、キャンセルの実態を調べてみたのです。事実を知るべきという思いが強かったのもあります。

その結果、患者さんからは「痛みが引かないので他の歯科医院に移った」という返答があったのです。

やはりそうだったか…。自分の中で苦手意識があった部分と、患者さんから聞く答えが一致したときにそう思うわけです。「おそらく治って――」という考えは、独りよがりで真実から目をそらしているに過ぎません。そう思いたいという願望でしかないのです。

現実を突きつけられた私は、その苦手分野を克服すべくセミナーに行ったり、知り合いの歯科医師に質問したりして、対処法がわかるまで弱点部分を克服、強化してきました。そんなわけで年間のセミナーの出席費用が数百万円に達した年もありましたし、現在でも、日本歯科医師会から通知される年間の研修会出席ポイント数が、平均的な歯科医師の倍程度という成績を続けています。

いくらネットをうまく利用した広告戦略ができていても、やはり根本は基本となる歯科医師としての技術の裏付けがなければ成り立たないのです。

広告することの意義

先に挙げた大阪の歯科医院の院長の言葉で、歯科医院成功の条件は商圏として抱える人口であることに気付かされた私は、ネット広告の利用でその条件を達成することができました。では、広告の目的が対象人口を増やすことであるとするならば、歯科医院として対象人口を増やすことの意義とは何でしょうか？

私は、桜桃歯科が広告する意義は「今かかっている歯科医院でうまくいかなくても、諦めないで桜桃歯科に来てほしい。桜桃歯科でうまくいかなければ、そこで諦めてほしい」という一言に尽きると思っています。値段が高くてインプラントや審美歯科、矯正歯科治療を諦めようとしている人、治療がうまくいかなくて困っている人に対して、桜桃歯科にかかるという選択肢を提供することこそが広告の意義なのです。

実際に岐阜県、愛知県全域の市町村、かなり遠方から新しい患者さんの来院が続いているということは、それらの地域に患者さんのニーズを満たす歯科医院が存在していないことも意味するのだと思っています。おそらく、桜桃歯科で治療を受けた患者さんがその地域で話をすることで、それが口コミとなり、同じ地域からの患者さんの来院が続いているのでしょう。患者さんの数の割合からいくと、地方都市に比べて人口が２００万人を超える名古屋市からの来院者数がそこまで多くないのは、やはり名古屋市内には歯科医院の選択肢が多いからだと考えています。

地域の歯科医院にとって桜桃歯科の存在は、黒船のようにその存在を脅かすものかもしれません。しかし、幕末の日本がペリー提督の黒船襲来によって近代国家への道が開かれたように、ネット広告で攻勢をかける桜桃歯科の出現により、地域の歯科医師たちが刺激され、その地域の歯科医療レベルの向上につながることを願っています。

私の経営戦略に対して同業者の中に多くの反発があることは重々わかっていますが、この方針を変えることはありません。

なぜなら、歯科医療は歯科医師の生活を支えるために存在するのではなく、より良い国民の健康生活を達成するために存在するからです。

私自身がそのための改革の本体となり、多くの摩擦を受けながらも信じた道を突き進んで行くという覚悟で、今の広告戦略を続けていくつもりです。

COLUMN▼真実はデータが証明する

歯科の分野でかつて「咬合《こうごう》」が全身の健康を左右するという考えが一世を風靡《ふうび》したことがありました。咬合とは「歯の噛み合わせ」のことです。曰く「正しい噛み合わせにしたら車椅子の人が立って歩けるようになった」「余命6カ月と宣告されていた肺癌患者が、噛み合わせ治療を受けたら肺癌が消滅し医師が驚いた」「手術以外方法がないと言われていた腰痛が、噛み合わせ治療で完全に消滅した」など、奇跡のオンパレードのような「噛み合わせ治療あるある本」が出版され、相当数の歯科医師が加入する「噛み合わせ治療○○学会」なるスタディグループが多数誕生しました。「全身咬合○○」といった歯科医師向けの専門書のようなものまで多く発売されていたのです。

私も埼玉に本部のある有名な咬合治療のスタディグループのメンバーとなり、その独自の全身健康理論を学び実践した時期がありました。参加している歯科医師たちは、通常の歯科治療以外のオプション治療として、全身の不調を訴える患者さんに噛み合わせ治療の存在を告げ、その治療を導入することで高額の自費診療費用を得るというスタイルでした。

私がグループの他の歯科医師たちと違ったのは、そんな素晴らしい治療ならぜひ、そのメカニズムを科学的に証明して、その恩恵をより多くの国民に広げるべきだと考え、大学にそのテーマを持ち込んで研究し、その真実性を明らかにしようとしたことです。

京都大学再生医科学研究所、東北大学医学部大学院という著名研究機関のトップ教授の下に研究生として入学し、その証明に打ち込みました。その結果得られたのは「噛み合わせと全身健康の変化の因果関係は証明できない」という結論でした。

結果としては不調に終わりましたが、私はこの研究を通して、大きな気付きを得ました。それは「目の前で起こっていることが真実かどうかは、データを集めた上でのみ判断できる」ということ。

つまり、噛み合わせ治療を行った患者さんの1週間後、1カ月後、半年後、1年後の状態を評価することにより、その効果が本当にあったのか、患者さんの思い込みによるものなのか、たまたま他の治療と重なった偶然の結果なのか、その真実が明らかになったということです。

私はこの研究を通して「事実が『真実』なのか『偶然』なのかは、データに基づいて判断すべきである」ということ、そして「真実性の証明には、そのデータが正確かどうかが大切」ということを学びました。

当時、研究を始める前に私をいさめたスタッフの言葉が耳に残っています。

「先生、そんな素晴らしい治療法があるならとっくに誰かがやっていて、世の中で認められているはずですよ。だからそんな治療はないんです。時間とお金と労力の無駄です」

歯科医師ではないスタッフの、世間の常識に基づいた正しい意見だったのです。知識に溺れることなく、常に一歩引いた常識的な観点から自らの行動を見つめることが大切。噛み合わせ治療の研究では、そんなことも学んだのでした。

第4章 歯科医療の現状と、良い歯科医療とは

歯科の価値を高める

噛み合わせ研究での苦い思いから、改めて一般診療に力を注ぐようになったわけですが、口腔機能の維持が医療費を削減するという開業時からの思いは、変わっていません。現在では当時にも増して医療費は国の財政を圧迫しており、歯科医師として何かできることはないかと考えています。

歯科医療に国から予算をつけてもらうことを考えたとき、歯科経営は苦しいからなんとかしてほしいとか、他の仕事に比べていかに大事なのかとか、相対的な価値判断からアピールする手法では政府は動かないでしょう。さまざまな業界から同じような声は寄せられているでしょうし、その基準は非常にあいまいだと思うのです。大切なのは、歯科医療が隆盛することによって、そこに価値があることを証明することです。財政を圧迫する医療費、そこに対して歯科は鍵を持っていると。

例えば、心筋梗塞の誘因になるといわれている根尖《こんせん》病巣。この治療法を確立すること。また歯科界が全身健康の鍵として非常に注目している鼻呼吸の口呼吸に対する優位性を証明するなど、歯科が充実するチャンスはあるわけです。歯科の充実により医療費が減少し、財政の状況は良くなる。国民は健康になりＧＤＰも上がると。

歯科界が発展していくためには、このようなアプローチが正しいのではないかと考えています。

歯周病と国家財政との関わり

70歳までの医療費と70歳以上の医療費がほぼ拮抗するという現状が、わが国にはあります。消費税の増税分は待機児童問題の解消や高等教育の無償化など、未来を担う若い世代のために使われることも決定しています。そうなると財政を圧迫する大きな要因である高齢者の医療費の問題に対しては、高齢者が健康であることによって解決するしか道はありません（拙著『歯科ノミクスが日本を救う』（２０１6年、中部経済新聞社）でも詳しく書いておりますので、ぜひご一読ください）。

岐阜県歯科医師会のポスター「８０２0を目指そう」には、興味深い調査結果が記載されています。調査の対象は首都圏と関西圏の３００人の高齢者。「歯が1本もない高齢者」と「歯が20本以上ある高齢者」に、家族や親戚以外で付き合いのある人の数を聞いたところ、前者の平均が８人だったのに対し、後者の平均は16・1人と、実に倍の数字だったというものです。

私は、歯が多い人の方が、咀嚼力が強いため脳が刺激される結果であるとか、唾液の分泌量が多いため腸内細菌が活発になるので健康であるとか、そのようなことが調査結果の要因とは思いません。もっと単純な理由があると思うのです。それは、歯が多い人の方がおいしく食事ができるため、人付き合いの機会が増えるということ。

病の多くは精神的な衰えから始まっていきます。精神的に萎えると自律神経に悪影響が出て、免疫力が衰えます。血液循環も不調となり代謝機能も衰える。そういった問題の原因の一つは「ストレス」です。そして、ストレスを生む最大の原因は「精神的孤独」でしょう。精神科医は患者さんに対し「自分で抱え込まずに、とにかく口に出して話を聞いてもらうこと」とアドバイスすることがあります。孤独というのはそれほどまでに人間の精神に影響し、健康を害する元凶になるのです。孤独から逃れるために、普段からなるべく多くの友人を持ち、コミュニケーションの場を維持することが大切だということです。

一緒に食事をすることで親睦を深め、楽しい時間を過ごすこと。歯が多く残っている人にはそれができます。歯を残すことが、高齢者の健康維持にとって必要な要素なのです。認知症と残存歯数の関係性に着目した他の調査結果も、このことを裏付けているでしょう。高齢者の健康維持による医療費

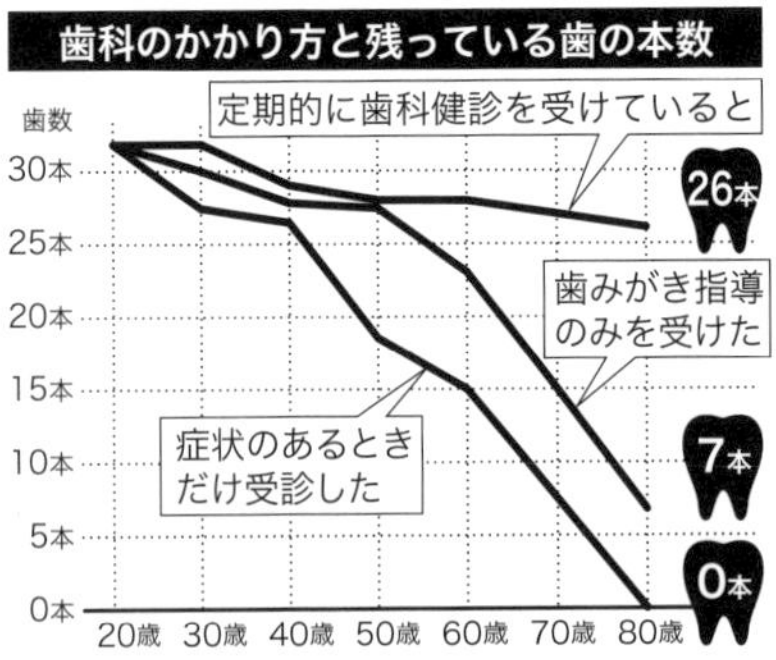

（長崎大学　1989年調査）

削減と多数歯の一生涯の保全とは、重なり合う要素なのです。

そして、多数歯の一生涯の保全のために必要な最も大切なことこそ、歯周病の克服です。人が歯を失う大きな原因である歯周病。歯周病にかかっている人の多くは、通常80歳を越えると歯を失ってしまうことになるのです。しかし、定期的な歯周病のメンテナンス（歯石取り）で進行を抑えることができ、80歳を越えても歯を失わないことは証明されています（長崎大学の1989年の調査で、定期的に歯科検診を受けた人は80歳で26本の歯が残る一方、症状のあるときだけ歯科医院を受診した人は80歳で歯は0本になるという結果が出ています）。人々の心がけ次第で歯周病克服は達成できるのです。

ペリガードは歯周病（ペリオ）を防ぐ（ガードする）食品

歯周病克服のためのアプローチとして現在注目し、その効果の検証に桜桃歯科が資金援助をしている食品が「ペリガード」という歯周病予防食品です。

おいしい食事を楽しむ喜びを失わずに、長い人生を終えるためには、歯周病をなんとか克服しなくてはなりません。現状では、35歳を過ぎると全国民の80％以上がかかっているともされる歯周病（厚生労働省平成23年歯科疾患実態調査による）。その発現抑制に効果があると報告されているのが「ペリガード」です（2018日本歯科保存学会誌）。

ペリガードは歯周病の主要原因である4種類の原因菌に対する抗体を含んだ食品です。近年、哺乳類は抗体を作ることができない菌に対して、哺乳類とは遺伝子が異なる鳥類に抗体を作らせ、その抗体を使用して感染症を克服する方法が採用されるようになってきましたが、その技術を利用して作られた食品なのです。

歯周病菌は口腔内常在菌でもあるため、哺乳類は抗体を獲得することができません。そのことが80％以上の人が歯周病にかかる原因であろうとも考えられています。鳥類は獲得した抗体を卵黄に残し、その抗体がひな鳥の血中に移行することで、親鳥の免疫が伝えられます（受動免疫）。歯周病菌を外敵と認識する鳥類に、その性質を利用して抗体を作らせ、それを抽出することで、歯周病菌抗体を含む食品として完成したのがペリガードなのです。

過去の経験から真実はデータが証明すると考えている私は、大阪歯科大学歯周病学教室にその効果の調査研究を依頼しました。10人の被験者が厳正な条件の下、抗体を含んだフィルム（ペリガード）を服用した上で通常と変わらない歯のケアで過ごしたところ、唾液中の歯周病原因菌の減少がしっかりと確認されたのです。唾液中の歯周病原因菌が減ることは、歯周病の原因であるバイオフィルムの形成が阻害され、歯周病発現が難しくなることを意味しています。

最新のバイオテクノロジーを用いて作られたペリガードは、歯周病原因菌にのみ効果を発揮するため、薬用マウスウォッシュなどと違い、口腔内の大切な常在菌環境（口腔内フローラ）は破壊されません。また現在のペリガードに対して耐性菌が現れたとしても、新たな鶏卵抗体を作ることで、新世代のペリガードとして対応していくことができるのです。（ペリガードは2018年第61回日本歯周病学会におけるランチョンセミナーで、私がその効果について報告発表を行いました）

まだまだ検体個体数の少ないこの歯周病克服法の将来の可能性について、引き続きさまざまな角度から検証を進めたいと考えているところです。

知識をひけらかしたい歯科医師

桜桃歯科のある岐阜県各務原市では毎年6月に「健康の集い」という、3師会（医師、歯科医師、薬剤師会）を中心に市内の医療団体が協力する、市民に向けた無料の医療相談などが受けられる企画があります。私も当番でその企画に参加し、成人の口腔検診のコーナーで、市民の方々の簡単な口腔健康チェックと悩みごと相談を受けることがあります。ある年の健康の集い、その日は2カ所の相談ブースが設けられ、係の方が空いた相談ブースに相談希望者を入れていく方式でした。10時から12時過ぎの間、私が診た人数が20人ぐらい、もう片方のブースは

4～5人程度だったような気がします。とにかく診るスピードが違いますので、空いたブースに検診希望者を入れていった結果、そうなりました。

私のチェック方法は、口腔内の状況を確認し、その方の悩みを聞き、それに答え、必要なら他の専門ブースを紹介するという流れ。1人5分で終わります。隣のブースとは間仕切りで仕切られているだけなので、こちらの手の空いたとき、歯科医師の話す内容が聞こえてきます。そのとき感じたのは、やたら医師の説明が難しくて、偉そうで、長いということです。検診担当の歯科医師だけでなく、2人1組で行われるため、筆記する係の歯科医師も口を挟んで、自説をとうとうと語る。結局1人の検診が終わるのに20分ぐらいかかっている。彼らは患者さんの悩みを解決したいのか?自分の知識をひけらかして自己満足を得たいのか?どちらなのだ?と思っていました。相談に来た方も「はい、はい」と相槌は打っているものの、そんな専門的な話はあまり理解できないでしょうし、何よりもさまざまな話を聞かされ過ぎて、元々何を聞きにここに来たのかということさえ忘れているのではないかと思ったぐらいです。

私は、「せっかく来られたので、別のブースで正しい歯みがきの方法を歯科衛生士が指導していますから、ぜひ行ってみてください」と言って、多くの方に歯みがきコーナーを紹介していました。担当の歯科衛生士からは、「たくさん送っていただいて」と後日お礼を言われました。患者さんのニーズに答えること、せっかく来られたのだから少しでも有益な何かを得て帰ってほしいという思いで接する歯科医師と、自身の知識をひけらかして、診療を自らの自己満足のパフォーマンスの場にしてしまっている歯科医師。はやっている歯科医院、自費診療売り上げの高い歯科医院とそうでない歯科医院の違いを見たように感じました。

儲けたい医師は去れ

ある週刊誌でこんな記事を読んだことがあります。「天才たちのその後」と名付けられたその記事は、数学や物理学のオリンピックで金メダルを取った高校生たちのその後を追ったレポートでした。個性豊かで才能溢れる彼らの多くは、東大理科3類から医師になっていました。この記事を読んだ私は、なんだかとても残念に思ったのです。医師にとって大切な仕事は、患者さんの症状を的確に判断し、診断に基づいて適切な施術や投薬を行うこと。ここで必要とされるのは患者さんの症状を正しく理解し、難しい局面を切り開く判断能力です。そして、患者さんの痛みや苦しみ、それを我が事のように感じられる共感力。いずれも高度な能力と意思が必要とされますが、そこに独創性を発揮する余地は低いと言わざるを得ません。すなわち彼らは、医師の道に進んだことで独創的な才能を伸ばすことが難しくなったのではないか、とそんな複雑な気持ちを抱いたのです。

長女が医師として勤務し始めたとき、同僚に物理学オリンピックで金メダルを取った人がいました。いったんは医師の道を選んだのですが、実は人と接するのが苦手だったその人は、改めて大学の数学科に入り直したそうです。フィールズ賞を取れたかもしれないのに、寄り道をしてそんな逸材の開花を遅らせたかと思うと残念でなりません。

エネルギー問題に環境問題。今、とても多くの地球規模で解決すべき課題があります。優れた理系の頭脳を持つ人はテクノロジーや生命科学、環境科学など、進むべき分野がもっとあると思うのです。

大学や学部のランク付け、卒業後の生活の安定やイメージから医学部を選ぶのではなく、真に志を持った人にこそ医師になってほしいと思っています。

「治したい医師は残れ、儲けたい医師は去れ」

歯科医療に限らず、医学界に対して思う私の基本理念です。

良い歯科医師、良い歯科医療とは

それでは、理想の歯科医師、理想の歯科医療とはどのようなものなのでしょうか。私が思うそれは、「患者さんのことを考える」歯科医師、歯科医療。極めてシンプルなものです。

理想の歯科医師とは、まず勉強熱心であること。これは基本でしょう。さらには、その勉強熱心である理由が重要。これは次に挙げる3タイプがあると思います。

①治療の技術を上げてお金儲けがしたい。だから勉強して技術を身に付ける。
②より完成度の高い治療をしたい。だから勉強して技術を身に付ける。
③患者さんに喜んでもらいたい。だから勉強して技術を身に付ける。

私が思う理想の歯科医師は③のタイプ。そして③のタイプの歯科医師によって行われるのが理想の歯科医療だということです。

それでは各タイプを検証してみましょう。①は言うまでもなく、知識、技術を身に付けて患者さんにレベルの高い治療を勧め、歯科医院の売り上げを伸ばすことを目的としています。よく見かける歯科医師のタイプですね。②は手術にしても歯の被せ物にしても、専門家の目から見て100点満点を目指します。当然のように彼らは、高額の治療費と時間的な制約を患者さんに要求することになります。自費診療のみを行う大都市にある歯科医院の院長によくみかけるタイプです。①②タイプの歯科医師が目指す歯科医療は、本質的には自身の要求を満たすことを目的としています。極端に言うと、患者さんは自身の目的達成のための材料になっているとも考えられます。③のタイプはどうでしょうか。患者さんに喜んでもらうため、感謝されるために勉強する。ここには、「患者さんの満足」という要素が含まれています。これこそが私が③を理想と考える理由です。

良い歯科医師、良い歯科医療とは、治療方針の中に患者さんの事情を考慮した部分が存在するかどうかにあると考えているのです。

歯科医療は、将来何が起こるか完全には予測できない中で進められます。もし明らかに安全な方法だけを治療方針として選ぶのであれば、それは患者さんの希望とはかけ離れた治療計画になってしまいます。患者さんの希望に沿いたい。安全な治療方針を選ぶことは重要。日頃からこの狭間で悩むこと。だからこそ勉強して新たな知識と技術を身に付けること、それが理想の歯科医師の条件なのではないでしょうか。

治療が良い結果に至らないことはあります。そんなとき③のタイプの歯科医師は、ある程度の金銭の損失は度外視してでも、医療人としての責任を全うすることを選ぶはずです。

COLUMN▼不幸とは〝知らない〟ということ

最近、殺人事件が新聞やテレビでほぼ毎日報道されているように思います。正確な数字はわかりませんが、以前よりその数は増えているように感じます。

背景として考えられることの一つには、インターネットによる情報革命があると思います。情報革命によって、人はいつでも情報を得ることができるようになりました。その結果、物事の進行時間が短縮され、「待たされる」「想定外」といったイレギュラーなことに対する許容力や忍耐力が低下したように思われるのです。

私が日常の歯科臨床でそれを感じるのは、インプラントの免荷《めんか》期間の短縮です。インプラントを顎に埋め、骨に生着するのを待ってから、被せ物を作るまでの待ち時間を免荷期間と言うのですが、これがずいぶん短くなりました。5年ほど前は、上顎で6カ月、下顎で3カ月と言われていましたが、今は条件さえ良ければ4〜6週間でも良しとされるようになったのです。

もちろんインプラントの進化もありますが、それよりも、患者さんの結果を早く望む声に応えるために、以前のように十分な期間を置かず、多少無理をしても最短の免荷期間を採用するようになったという側面があると感じています。今の生活スタイルでは、6カ月の待ち時間があり得ないということなんでしょう。そういった社会の変化が犯罪の増加にもつながっているのかもしれません。

話は少し変わりますが、われわれ歯科医師は、同じ環境で暮らしている3人兄弟でなぜか1人だけむし歯が多いという患者さんをよく見かけます。これを一般的な観点で考えると、例えば「真ん中のお子さんは兄と弟にはさまれ親の目が届きにくく、親の言う通り素直に歯みがきをしないからむし歯が多いのでしょう。そのあたりに気を付けてお子さんと接してあげてください」といった指導になるのではないでしょうか。困った行動や問題の原因は、育った家庭環境や受けた教育によるもの、という考えに基づいた指導ですね。

しかし歯科医師からすると、「むし歯になる、なりにくいは、唾液中の酸アルカリの緩衝能力によって決まります。むし歯の多いお子さんの唾液の緩衝能力を調べたところ、やはり低いことが確認できました。ですから、お子さんにはお菓子を食べさせたり間食をさせたりしないように注意してください。喉が渇いたときもお茶や水を飲むようにご注意をお願いします」となります。このように正確な知見からの指導であれば、ご両親が自身の愛情不足や兄弟の関係性を、無駄に悩むことを回避できます。

「不幸とは、知らないということだ」

以前ある映画を観たとき、印象に残った言葉です。本人や社会が、あらぬ偏見や誤解をしないようにするためにも、犯罪者や問題のある人の背景分析をし、更生プログラムを組むにあたっては、教育や環境などの社会的見地からだけでなく、医学的見地からのアプローチが不可欠だと強く感じています。

第5章 インプラント治療の実態

トータルな歯科治療のために必要なこと

桜桃歯科では、年間約1000本のインプラント治療を行っています。東海地方全域はもちろん、福井や富山、滋賀からも患者さんが訪れる業界でも屈指の有名歯科医院になりました。ただ、桜桃歯科を開業した当初、患者さんの治療をしていてインプラントが必要になったときは、同じ各務原市内の知り合いの歯科医院にお願いしていたのです。しかし患者さんにとっては、わざわざ別の歯科医院に行って処置を受けるのは精神的にも負担。インプラントに何か問題があった場合、その責任の所在も問題になるため、自身でインプラント治療をやるべきだと必要性を常々感じていました。

インプラントはなんといっても、歯がない所に歯を復活させることができる、歯科治療の中では患者さんに対して貢献したという達成感が非常に強い、最も花形の治療であると思います。歯科治療をトータルで達成するためには、桜桃歯科としても持たなければいけない診療項目であると認識していました。

治療の実態

インプラントを含め歯科医院における自費診療の価格は、各医院の自由裁量で決めることができます。その結果、多くの歯科医院では、1本あたり30~40万円という高額な料金設定が行われています。これは原材料費の何倍もする非常に高い利益率の価格。これは歯科医院の自費診療の呪縛による価格設定ともいえると考えています。こういった料金を目にして、インプラント治療を躊躇してしまう患者さんは非常に多いのではないでしょうか。

またトラブルがあった際の保証についても記しておく必要があります。インプラント治療の保証を謳っている歯科医院は多くありますが、規定通り保証に応じる歯科医院は少ないと聞いています。歯科医療には、明確な取り決め、例えば建築基準法のようなものは存在しません。実は、こういった明確な取り決めがあるとかなりの部分の治療は行えなくなるのも歯科医療なのです。そういったものが存在しないのは、医療とは「今現在の健康を確保する」ことが目的で行われるものであり、建築物や工業製品とは根本が異なるからです。「長期間は持たないからやめましょう」ではなく「長期間持つかどうかは明らかには言えませんが、今の健康維持のためにとにかくやってみましょう。もし何かあれば、そのときは対策を考えましょう」という類のもの。そもそも保証を付けることがそぐわない分野とも言えるのです。また患者さんがどういう物を食べるのか、どういう顎の動きで物を噛むのかは予測がつかないため、保証期間内にトラブルがあっても、それは患者さん側の問題であるとしてなかなか保証に応じないというのが現状なのです。

保証に応じないことが多い理由はもう一点あります。実はこちらの方が大きな理由かもしれません。それはインプラント治療を行う歯科医院の経営状態が関係するからです。要するにインプラントの保証には非常に高額な費用がかかる。場合によっては100万円を超える大きな額が保証のために必要になるのです。そういった経営的な余力のない歯科医院は、保証に応じられないのです。そして原因は患者さん側にあると…。

世間で喧伝されているインプラント治療のトラブルの多くは、こういった保証関係の揉め事であり、神経を麻痺させたなどの純粋な医療トラブルによるものは少ないはずです。

桜桃歯科で行うインプラント治療の「値段」と「保証」

インプラントを顎骨に入れる手術費用が17万円、上部構造という被せ物の費用が9万5千円、合計で26万5千円（税別）。これが桜桃歯科で行うインプラント治療（1本あたり）の金額です。先にお伝えした通常の歯科医院の金額と比較してもかなり割安な料金設定であることがわかると思います。とはいえ、以前は桜桃歯科でも32万円という料金設定をしていたことがあります。いわゆる一般的な歯科医院の料金ですね。ただ、患者さんとカウンセリングを行うと「治療は受けたいけれど、金額が高くて…」と言って諦める方が非常に多かった。やはり金額がネックになっていると感じ、なるべく安くと考えた結果が今の26万5千円なのです。また治療の成功をより確実なものとするため、世界で最も評価を得ているインプラントの一つである、ストローマン社の最高級品を使用しています。

桜桃歯科は、インプラント以外の歯列矯正や審美歯科のセラミックの被せ物の料金も他院に比べて低く設定していますが、これらは全て、より多くの患者さんに治療の恩恵を受けてほしいという思いがあるから。経営のために薄利多売を狙ったいわゆる「安かろう、悪かろう」というわけではないのです。

また、26万5千円という料金設定は保証のことも考慮した数字です。多くの患者さんに信頼され、年間約1000本という治療実績があるおかげで経営基盤が安定している桜桃歯科であれば、保証を考えてもこの金額で問題ありません。保証トラブルの多いインプラント治療ですが、桜桃歯科にそれがないのは、豊かな経営基盤に支えられた保証の確実な達成による部分が大いにあるのです。

患者さんが治療を受けやすい値段と確実な保証。これら2点を達成できている歯科医院は、インプラント治療を検討する多くの患者さんに恩恵を与えることができると思います。

インプラントは一生モノなのか？

保証の話が出たところでもう一つ。患者さんの中には、インプラントというのは保証期間を越えて機能する、つまり一生モノの治療ではないのか？という疑問を持たれている方も多いと思います。

答えはノー。インプラントは一生モノの治療ではありません。

インプラントは、チタンという生体に対して極めて親和性の高い（異物と認識されにくい）金属でできています。ですから、顎の骨に入れても炎症を起こすことなく骨とくっつきます。これを「オッセオインテグレーション」と呼ぶのですが、現在のインプラントは手術したほとんど全てが骨とくっついて成功するレベルに達しています。ただし、一度くっついたインプラントがどれだけ長持ちするのかは個人の体質などに左右され、予測することはできません。つまり、チタンという極めて生体親和性の高い金属でも、所詮は異物なので体外に排除されていく運命にあるのです。

とはいえ、通常は10～20年は抜けずに機能すると認識しています（40～50年と機能しているインプラントも報告されています）。異物排除でインプラントがグラグラしてきたらすぐに抜けてしまいますが、骨の状態が回復すれば、新たにインプラントを入れ直せばいいだけ。将来を過剰に心配することはないのです。

理想のインプラントを考えてみる

本来あるべき理想のインプラントを100点とすると、現在のインプラントのレベルは60〜70点のレベルであろうと思います。理想のインプラントとは、一度埋めればメンテナンスによって一生持つものです。一生持つインプラントを目指したとき、現状で足りていないのは歯根膜という歯根の周りを覆っている組織。この歯根膜は、歯の移植手術を行ったときにそのすごさを実感します。歯の移植手術は、歯のない所に親知らずなどの余分な歯を抜き、それをインプラント治療のように骨を削って埋める方法で行います。どんなに骨の状態が悪くても、抜いた歯をそこに置き、隣の歯とボンドで接着固定しておけば、数カ月もすればあたかも元々そこにあったかのように歯として機能するのです。

通常のチタンインプラントの場合、埋めたときの骨の状態が悪いと、対処したとしても、歯ぐきが下がり、埋めたインプラントが露出するなどの影響が出てしまいます。ただこれは、インプラントが異物であるチタンを用いる限り、仕方ないことでもあるのです。歯根膜がすごいのは、たとえ埋められた場所の骨や歯ぐきの状態が悪くても、歯根膜細胞の力で周りの生体組織から新たに骨や歯ぐきを作る細胞を誘導してくるので、悪条件をものともせず素晴らしい結果になるところです。

１００点のインプラント。一生持つインプラント。理想のインプラントとはつまり、この歯根膜を持つインプラントのこと。今、歯科界が取り組むべきはこの歯根膜を持つインプラントの開発です。関係者と共に、私もその研究開発には協力をしているところでもあります。

歯根膜がない単なるチタンの金属棒を入れるだけの現在のインプラント治療。当然、トラブルは起こります。逆に言えば、現時点でのインプラント治療においては、トラブルが起こることは前提として考えるべきで、起こってしまったトラブルを解決できる能力が備わった歯科医院に、患者さんはかかるべきなのです。これがインプラント治療を受けるときの大原則です。当然、歯科医院はそれを目指さなくてはいけない。

現時点では「インプラント治療は治療として成立するものの、真実の治療ではない」ということなのです。しかし、ここからが大切。10〜20年インプラントのおかげで入れ歯をまぬがれ、おいしい食事ができたら、たとえ抜けてしまったとしても、多くの患者さんは感謝の言葉を口にこそすれ、文句は言いません。そして多くの方は再度のインプラント治療を望まれます。これは、現在の１００点ではないインプラント治療でも、多くの方を幸せにしているということだと思うのです。

インプラント治療にオペ室は必須か

インプラント手術で最も避けるべきは、インプラントにばい菌が付着することです。ばい菌が付着したインプラントを埋めると、炎症が起こり骨とくっつかなくなるからです。口腔内の唾液には無数の常在菌が存在していますが、インプラント治療が行われるのはその口腔内。つまり極めてばい菌が多い環境で行われるわけです。ですから、インプラントを埋めるための骨の穴あけをするときは、唾液が入らないように注意して行いますし、いざ埋める際もうっかりインプラントが舌や歯ぐきに触れて唾液が付かないよう細心の注意を払います。

しかしながら、多くの手術をしてきた私の経験では、どうしても不用意にインプラントに唾液が付いてしまうことはあるものなのです。ただ、そのことで結果が失敗に終わったという経験はありません。

あるとき、整形外科医である義弟とインプラントの手術について話していた際に、興味深い考えに触れました。"Implant"は「植え付ける」という意味の英語で、歯科だけでなく整形外科でも骨折部位をチタンインプラント（ボルト）で固定する手術が行われます。歯科インプラントと整形外科インプラントの大きな違いは、整形外科インプラントは体内に完全に埋め込まれ、外界とは一切触れないのに対して、歯科インプラントは歯ぐきから口の中に突き出しているため、歯ぐきとインプラントの隙間から外界に接する、つまり、ずっとばい菌に触れ続ける環境にあるということです。整形外科医の義弟としては、そのような環境にある歯科インプラントがどうして感染を起こさず機能し続けるのか、不思議に感じていたようなのです。なぜなら、整形外科のインプラント治療において、骨を固定するチタンインプラントが皮膚を貫通してむき出しになった場合、空気中のばい菌がその部分に付着して（いわゆる空気感染を起こして）化膿してくるからです。そういった空気感染を防ぐという意味で、一般的な外科手術はクリーンルーム（オペ室）で行われます。

それではなぜ、唾液というばい菌まみれの口腔内環境に接している歯科インプラントが成功するのか？

義弟は次のように言いました。

「おそらく、歯科インプラントが接触するのは口腔内常在菌だからじゃないかな」

なるほど、元々そこにあるばい菌の口腔内常在菌に対して体は炎症反応を示さないので、腫れたり膿んだりしません。むしろ常在菌に覆われていることによって、炎症の原因となる外部のばい菌と接触することから守られているとも言えるのです。これこそ歯科インプラントの特殊な部分というわけです。

このような考えからすると、これまで不用意にインプラントに唾液が付いてしまった場合でも、手術結果に影響しなかったことが納得できます。そして、口腔内という結局は唾液にさらされる環境下で行われる歯科インプラントにおいて、オペ室で手術を行うことには大きな意味はないというのが、私の自信のある見解です。

使用するインプラントで結果は変わる?

単刀直入に言うと、結果は変わります。

私がインプラント治療を始めた頃、骨とくっつかない、オッセオインテグレーションしない症例が多い時期がありました。悩んだ私が友人にそのことを相談したところ、インプラントメーカーの変更を勧められたのです。その結果、同じやり方で手術を行っているにもかかわらず成功率が格段に上昇し、いわゆるインプラント臨床医の世界で認識されている、99%を超える成功率を達成するに至ったのです。その後、一度メーカーを変更したことがあったのですが、やはり成功率は明らかに低下しました。結局、元のメーカーのインプラントに戻しています。

つまり、インプラントメーカーによって明らかに治療成績に違いが出るということ。信頼できるメーカーのインプラントを使用しているかどうかも、歯科医院を選ぶ条件になるのだと思います。

COLUMN▼信頼できる医院とは

インプラント治療は大変有効な治療です。インプラント治療による結果をAランクとすれば、入れ歯の治療結果はCランク。それぐらい患者さんの満足度に違いが出るのです。

顎の骨がほとんど平らになってしまい、入れ歯が動いて噛めず困っている人に、2本インプラントを入れて入れ歯を固定すると、なんでもおいしく食べられ「今度は太り過ぎが心配」なんて声を聞くことも珍しくありません。インプラント治療は高齢者のQOL（Quality of Life：生活の質）を確保する救世主的な存在でもあるのです。

ただ、インプラント治療が危険な治療であると思い、尻込みしていらっしゃる患者さんも多いようですので、信頼できる歯科医院の見分け方をご紹介いたします。

まず、インプラント治療は骨が十分安定している状態なら、比較的簡単な処置で済みます。骨にドリルで穴をあけて、そこに木ねじのようなチタンのインプラントを入れるだけですから、5～10分もあれば終了する手術です。ところが、状態の悪い骨にインプラントを入れようとすると、思わぬアクシデントに見舞われ、マスコミで報道されるような事故につながってしまうのです。

従って、インプラント治療を任せられる歯科医院の条件の一つは、CTなどの診断機器が完備され、安全に手術できる所ということになります。

インプラント治療とは、チタンという極めて生体親和性の高い金属を骨の中に埋め込むのですが、いかに親和性が高いといっても人体にとっては異物です。免疫反応は個人によって差がありますが、だいたい10~20年がインプラントの機能する期間だと思っています。そういったインプラントの限界をちゃんと説明してくれる歯科医院は、高額な治療をしてお金を儲けようという医院とは違って良心的であることがわかります。

さらには治療後の保証がしっかりしている歯科医院を選ぶべきです。生体親和性が高いとはいえ、思わぬトラブルに遭遇しやすい処置でもあります。その際、責任を患者さんの体質や管理のせいにすることなく、患者さんの期待に沿ってしっかり保証してくれる歯科医院を選ぶべきです。

最後に、学習曲線というグラフが存在するように、外科手術はある程度の経験を重ねることで上達していきます。最初から手術がうまい歯科医師は存在しません。患者さんが歯科医師の技術上達の材料にされないポイントは、その歯科医師のインプラント経験本数です。経験豊かな歯科医師であればあるほど、トラブルに遭遇したときにもより良い結果につながる解決手段をとります。なぜなら、その歯科医師はこれまでに不適切な解決方法によって苦い思いをしているからです。そういう経験をしているからこそ、メスやドリルのさばきが的確で、手術を短時間で終わらせることができ、患者さんの肉体的な負担と精神的な不安を軽減させることができるのです。

こうした経験豊かな歯科医師を選ぶことも、安心してインプラント治療を受けるための大きな条件になります。

第6章 Twinkle Dental グループ

どこの歯科医院を選べばよいかわからない

私は2015年10月、一般社団法人「Twinkle Dental グループ」を設立しました。

インターネットの普及により、患者さんの多くは評判を調べた上で訪れる歯科医院を選んでいます。さらに言えば、豊富な情報を得ることにより、これまでは歯科医師の資格があるからと、どこも同じと考えられていた多くの歯科医院に、歴然としたレベルの差があることに気付いているのです。買い物をするのと同じように、さまざまな情報を見て比較し、料金や質、考え方が自分に合っているかを検討し、自分に合う歯科医院を選ぶ時代なのです。

以前参加した岐阜県保険協会の「歯の電話相談」で、こんな要望を聞いたことがありました。

「こんなにたくさんの歯医者さんがあるのに、どこに行っていいかわからない。どこか信頼できる歯医者さんを教えてください」

さまざまな方と話す中で、多くはインターネットで下調べをしていること、歯科医院に対する不信感のようなものがあることを感じていましたが、患者さんのニーズ、その本質は、シンプルなものなのです。

「ここは安心だという歯医者さんに行きたい」

それを示すことのできるツールとして、私なりに応えようとしたのが、Twinkle Dental グループの設立です。

東京に引っ越された桜桃歯科の患者さんからメールで相談を受けたことがあります。東京の住まいの近くで良い歯科医院を紹介してくれないか、と。知人の歯科医院を紹介したところ、「これまで良い歯医者に巡り会えず困っていました。紹介してもらった医院にずっと通おうと思います」とお礼のメールが届きました。

「この歯科医師なら大丈夫」というネットワークを形成することが、多くの患者さんのためになると確信しています。

歯科医師としての充実した人生

これまでも歯科医院のグループは存在しました。歯科業界の業者が主導するケースが多く、共通の機材を使用しているとか、同じセミナーを受講していることなどが基準とされていたように思います。

Twinkle Dental グループでは、私が実際に会い、話し合った上で、ぜひ一緒にやりたいという方を集めたいと考えています。歯科医師自らの基準で優秀と思われるメンバーを選定するグループは過去にも現在にも当グループ以外に存在しません。

ぜひ高い志を持っている方にグループに入っていただきたい。ただ、志だけでは物事は成り立ちません。歯科医師として充実した人生が歩めるか、そんなテーマも込められているのがこのグループです。

単刀直入に言いますと、生活が苦しいと診療は充実しません。歯科医院の経営状態が苦しいので高い治療を勧めてしまう…。それは人間ですから仕方のないことだと思います。しかし、後ろめたいことをしている人生はつらいです。入れ歯や根管治療、歯周病予防などの一般診療において、しっかりとした技術を持ち、それを提供できる歯科医師だからこそ、高額なインプラント治療や審美歯科治療であっても患者さんは安心するのです。

このグループはまさに、患者さんのためであると同時に、歯科医師としての幸福のためでもあるのです。グループに入ることで桜桃歯科のシステムも共有していただくことができます。

桜桃歯科のシステム

インターネットなどマスコミを使った宣伝効果については、第3章でお伝えした通り。桜桃歯科開業後、噛み合わせ治療への傾倒で患者さんを失った時期があったことは第2章に書きました。一般診療に真摯に取り組みはじめ、徐々に患者さんは戻ってきたのですが、その後さらに患者さんの数が5倍にも増えた。これはやはり広告の力が大きかったと思うのです。大都市と同じ規模の商圏、その手段としての広告効果が出て、県外からも患者さんに足を運んでいただき、信頼してもらえるようになったのです。もちろん、遠方から来られた患者さんにもしっかりと根付いてもらえるよう、たくさんのセミナーに参加し、治療技術、知識を向上させてきたことは言うまでもありません。

広告をうまく使うことは非常に効果的です。こういったノウハウを多くの歯科医院に提供できることは、グループの一つのメリットというわけです。

もう一つは、治療技術集や診療形態マニュアル。

長い臨床経験の中で私が得た、多岐の分野における技術集は、高度な治療技術や心構えなど21の項目で詳細な説明をしています。他の歯科医院とは異なる方法、独自の技術も網羅しており、手にしていただく価値のあるものと考えています。診療形態マニュアルについては、より歯科医院の経営に関わる部分、患者さんへの対応、スタッフの動きなどを細かく記していますので、ぜひ歯科医院の経営に役立てていただきたいと思います。

短所修正から長所伸展へ

　どのような分野であれ、成功の秘訣は長所伸展だと思っています。日頃から多くの歯科医師は患者さんのために一生懸命治療しています。その上で、仮にインターネットによる広告を活用することなく、口コミだけに頼るとしましょう。その場合、対象となる患者さんの人口は多くて5万人というところでしょう。限られた患者さんの中では、風評というものが強く意識されます。つまり患者さんからの評判です。これは結局、治療内容が萎縮しがちになる、短所修正型のスタイルに陥ることになるのです。対象の数が多ければ、短所を直し、気に入られようとするのではなく、長所を伸ばし、その長所に付いてきてくれる患者さんに、思う存分自らの技術を提供することができるのです。この状況であれば、自分の短所と向き合うこともでき、萎縮せずに欠点を克服していくことができます。

　ただし、インターネットの社会においては、多大な広告費をかけられる歯科医院に多くの患者さんが集まる傾向にあるのが事実。一般受けはするものの、医療的には首をかしげるようなことを言って、患者さんを集める歯科医院が隆盛している状況もあります。そこに対しては、危機感を強めているところでもあります。

　さらには、ＴＰＰ（環太平洋パートナーシップ協定）等の経済環境の変化により、歯科医療の世界にも巨大な資本が参入してくることが考えられます。そのような商業ベースの歯科医療から国民を守るためにも、巨大資本に対抗することのできる組織、グループを作り上げる必要性を感じるのです。

高い志を全うした先に、豊かな暮らしの実現という結果も付いてきます。成功はおのずから導かれる結果であり、成功することだけを目標とする人たちに成功の女神が微笑むことはありません。

患者さんに信頼される歯科医療を目指し、多くの歯科医師と切磋琢磨していきたいと考えています。

COLUMN▼評価を決めるのは他人

ある日の診療でこんなことがありました。学校検診の紙を持ってきたお子さんの治療をしていたときです。そのお子さんは治療を始めるとすぐに顔をそらそうとするため、うまく治療が進みませんでした。何歳なのか?と思って検診カードを見ると小学6年生。いらだった私は思わず「どうしてそんなに動くのかな?普通はみんなちゃんとやっているよ!幼稚園の子じゃないんだから…」と、怒り口調で言ってしまいました。そんな調子だったので、2本むし歯を治療する予定だったのを1本で切り上げ、もう1本は次回にまわし、衛生士にその旨を保護者の方に説明しておくよう伝えたのです。

すると、待合室の親の所に説明に行くと思っていた衛生士が、隣の椅子に座っている男性に説明を始めたのです。なんと彼がお父さん。私がその子に話していた内容も言葉も全て聞いていたのです。もし私がもっと汚い言葉を使っていたら、次回からは来院してもらえなくなるところでした。

また別の日にはこんなこともありました。桜桃歯科の近くにコンビニができ、そこで私がパンを買った際に、その商品が落ちて袋が破れてしまいました。私がその商品を持ってレジに行き購入しようとすると、店長さんが「落とした商品を黙って棚に戻す人が多いのに…」と私の態度を褒めてくれたのです。もし私が落として破れた商品を棚に戻して、それを誰かが見ていたら、桜桃歯科の悪い評判につながっていたと思います。

　この二つの例は身近にあったごくささいな出来事ですが、どんな局面でも他人が自身の一挙一動を見ていることには変わりありません。日常に気を配れない人が、何かあったとき急に対処することはできません。多くの場合、本人は見られていることに気付かずに通り過ぎてしまいます。そしてその行動を見聞きした他人が人に話すことで噂が広がり、評価となってその人の人生に影響を与えていくのです。

　子どもの頃よく読んだ童話には、いじめられている亀やカエルを助けたら、それが王子様になって幸せにしてくれたというストーリーが多くありました。それはきっと助けた動物が恩返ししてくれるわけではなく、その行為を見ていた他人がその人を評価し、やがてその人を助けることにつながることを描いているのだと思います。

　いくら本人に能力があったとしても、能力は他人に評価されたときに能力として機能するのであって、他人に評価されないというのは能力がないのと同じです。他人の評価を得る力も含めて能力なのです。

　そして、他人の評価を得られる力の本質とは、何気ない日常の言動や行動一つ一つを、きちんと善悪の意識を持って行うことができるか否か、ということなのだと思います。

第7章 地方創生と社会貢献

私の生まれ育った淡路島

別の章でも述べた通り、私は兵庫県の淡路島で生まれ育ちました。明石海峡大橋や鳴門海峡大橋が架かる前、当時の淡路島のキャッチコピーは「ようこそ、花とミルクとオレンジの島淡路島へ！」というものでした。二つの橋が架かり輸送網が大幅に便利になったこと、インターネットの普及による情報発信で、全国に認められるブランドになったものや多くの観光客が訪れる史跡、景観がたくさん存在するのが、今の淡路島です。

ただ、必ずしもこの島の将来が明るいとは言えません。大手電機メーカーの工場が撤退したことからもわかる通り、少子高齢化や競争過多により、大幅な経済成長は望めないこの日本において、淡路島では観光以外の雇用は見込みづらく、就業、雇用の状況はますます先細りとなっていくでしょう。

また、海峡大橋が架かり交通の便が良くなったことは、ストロー現象を引き起こします。若い世代の島民は、神戸や徳島の都市部に生活拠点を移していき、それに伴って人口が減少。税収が減り、インフラも不十分に…。さらには、過疎化して地域が疲弊するという負のスパイラルに陥ってしまいます。

観光についてもライバルは多いでしょう。島で海水浴をするのか、ＵＳＪなど都市型のテーマパークに行くのか。何も対策を取らないでいては、観光客数は激しく落ち込んでいく。結果は目に見えているように思います。

そもそも少子化による人口減、大都市への人口流入の結果、２０４０年には現自治体の半数近くが消滅するともいわれているこの日本において、淡路島もその中に入ってしまう可能性は非常に高いと思うのです。予算が得られず、インフラ整備が不十分なままでは、いわゆる見捨てられた島、土地になっていくことが危惧されます。

国生み神話

このような状況にある淡路島。生まれ育った故郷のことを気に留めて生きてきた私としては、何か役に立つことができないか、そんな思いがありました。

淡路島には、伊弉諾神宮《いざなぎじんぐう》という、全国で最も古い神宮があります。天皇家の始祖アマテラスとその兄弟であるスサノオ、ツクヨミ。この三兄弟を生んだのがイザナギとイザナミです。そのイザナギを祀ってあるのが伊弉諾神宮であり、日本神話の発祥ともいえるのです。この淡路島は、古事記の国生み神話の島なのです。

この伊弉諾神宮のある淡路島を世界遺産に登録することができれば、観光以外の雇用が見込みづらく、過疎化、消滅自治体への道をたどると予測されている淡路島にこの上ない援護になる。そのように考え、淡路島の魅力を伝えるサイト（淡路島へようこそ awaji-suteki.com）を作り、その魅力を広く発信したのです。

故郷の島が日本の国生み神話の原点であったこと。そのことに対し、この上ない感謝の思いと心躍る高揚感、このまま埋もれさせてはいけないという使命感を感じたのも事実です。同時に故郷の島を思っての活動が、島だけにとどまらず、神戸、兵庫、関西、日本、そして世界を視野に入れたスケールであることに、大きな幸せも感じています（日本国民としての思い、そして国生み神話から思いをはせる世界については章末のコラムに詳しく記載していますので、ぜひご覧ください）。

２０１４年から始めたこの活動ですが、２０１６年には、淡路島が文化庁日本遺産に認定されました（『古事記』の冒頭を飾る「国生みの島・淡路」～古代国家を支えた海人の営み～）。認定を受けたことで、今後ますます観光客の増加が期待されます。もちろん、訪日観光客の方にも大いに興味を持ってもらえるテーマでしょう。

離れた場所にいても故郷を思い、その未来に貢献することができる。インターネットにより誰もが同じように情報を得られ、発信できる現代、地域貢献もさまざまな形があってよいのではないでしょうか。

にぎやかだった柳ヶ瀬

高校卒業後、歯科大学への入学のため岐阜の地にやってきました。その頃、岐阜市の繁華街柳ヶ瀬といえば、土曜日になったら着飾って繰り出す街。私もけっこう遊びに行ったものです。どうしてもその頃のイメージが強いのですが、今の柳ヶ瀬から考えるとあれは夢みたいな時代でしょう。最近はどこを見ても、柳ヶ瀬は衰退した、もう人は戻ってこない、と。当時と今の状況の違いに、とても寂しい思いを抱いていました。

にぎわっていた頃の柳ヶ瀬に戻ってほしい。その一心で私は動きました。ただ、「柳ヶ瀬は良い所ですよ」とアピールしたところで、なかなか聞く耳は持ってもらえません。何かきっかけが必要だと思ったのです。

そこで考えたのが、柳ヶ瀬をテーマにした童謡のCD制作。音楽がもう一度柳ヶ瀬に興味を持ってもらうきっかけになればと考えたのです。

もともと童謡は好きで、以前、写真家の浅井慎平さんが童謡をジャズ風にアレンジした『赤とんぼ　イン・ニューヨーク』なんかも聞いていて、面白いと思っていたのです。また、私自身が大学時代からドラムをやっていたこともあり、何らかの作品を作りたいとも考えていました。そんなとき行き付けにしている柳ヶ瀬のクラブのママの紹介で、ソプラノ歌手に会う機会があり、彼女の歌を聴いたときにピンときたわけです。さらにリンクしたのが浅井慎平さんの思い出の曲。音楽を何らかの形で残したいという思い、童謡をアレンジした楽曲の面白さから、当初はソプラノ歌手のプロモーションを念頭に置いたCD制作だったのですが、きっかけから制作過程まで全てが私の柳ヶ瀬での付き合いの中から得られた人脈に支えられていたこともあり、音楽で柳ヶ瀬に興味を持ってもらうきっかけにもなればと考え、『童謡ｉｎ柳ヶ瀬』というタイトルのＣＤを作ることを決めたのでした。

趣味のドラムから人脈が広がったのも大きかったです。ＣＤで演奏をお願いしたのが私にドラムを教えてくれている先生（柳ヶ瀬でバーを経営されています）。さらに、先生からジャズ界を代表するピアニストも紹介していただきました。

こうして考えると、全てはつながっているように思えます。柳ヶ瀬ににぎわいが戻ってほしいという思いを込めて作ったＣＤ。柳ヶ瀬でクラブのママに紹介されたソプラノ歌手、柳ヶ瀬でバーを経営するドラムの先生とその人脈。人のつながりと柳ヶ瀬活性化という大きな目的が、いつのまにかリンクしていたのです。思いと人がつながる。これは歯科医院の経営やビジネスでも全く同じことが言えます。ある大きな思いのもとに集まった人、ここで生み出されるパワーは本当に大きなものがあるのです。大きな思いは人を惹きつけるものでなくてはならないし、そこに集まる人は全力でその思いの達成に向かわねばなりません。それが実現したときこそ、良い結果、ビジネスの成功につながっていくのでしょう。

地域活性化のための手段、発信の方法はさまざまです。私は、私なりの手段として、音楽CDの制作や、神話という壮大なテーマを自身の解釈も含めて発信するという方法をとってきました。大切なことは、それぞれの人が自分なりの方法で地域活性化の手段を考える、地域の魅力を発信してみるということではないでしょうか。独自の視点で良いのです。そういったことが行われる場所というのは、きっと人が集まり、伸びていくのではないかと思うのです。それこそ地方創生の原点とも言えるでしょう。

信長の思いが重なる

柳ヶ瀬の話が出たので、その流れで岐阜についてもう少し。「岐阜」という地名は、かの織田信長が美濃国井之口（現在の岐阜市）の稲葉山（現在の金華山）にある難攻不落の山城、稲葉山城（現在の岐阜城）を陥落（永禄10年、稲葉山城の戦い）、城名を改称して名付けました。その名の由来は、これまでの地方大名から天下人を目指すという人生の分〝岐〟点の〝阜《おか》〟という意味から。信長は群雄割拠した戦国時代の雄ではありますが、単にそれだけに終わらず、実際に天下人になったことに特殊性があります。

何度も述べたように、兵庫県淡路島出身の私は歯科大学入学のため岐阜の地にやってきました。ただ当時は、東京の大学に行きたいという思いがあったのも事実です。落胆、屈辱の思いがなかったわけではないのです。なぜ縁もゆかりもない、切望したわけではない岐阜の地にいるのだろうと考えていたとき、信長が岐阜を命名したことを知りました。入学して程なくして金華山に登り、岐阜城からの燃えるような伊吹山連山の夕焼けを見たときに、「山一つ越えれば、そこは都（京都）なんだ」と、天下を狙う思いが湧き上がっただろう信長の気持ちを想像したこともあります。どこか境遇を信長に重ねることで自らを鼓舞し、走り続けてきたところがあるように思います。「若い時代の挫折は多々あれど、最後はあっと言わせてやる」という、前向きな思いに心が励まされるのです。

信長は岐阜に改称するとともに、「楽市・楽座」を設けたのはご存じの通り。商業の発展、経済の活性化を図り、さまざまな策を講じました。４５０年の時を越えこの地は、「信長公のおもてなし」が息づく戦国城下町・岐阜として、日本遺産にも認定されています。城下町の市民文化に支えられた柳ヶ瀬のポテンシャルは相当高いと私は考えています。文化的にはもちろん、他の地方都市の繁華街と比較しても飲食店が非常に充実した場所だと言えるでしょう。

上質の接待が、ビジネスの成功や相手との親睦に大きなウェイトを占めることは言うまでもありません。おいしい酒食を伴う楽しい時間は、人の記憶に深く刻み込まれます。柳ヶ瀬にはそんな、記憶に残る時間を過ごすことのできる場所が多い。ぜひ、みなさんにも信長の思いが残る今の柳ヶ瀬を訪れてほしいと思います。

芸術支援という夢

独立系名画、音楽などの芸術支援をすることは私の夢でもありました。現在、名古屋市の映画館（伏見ミリオン座、センチュリーシネマ）、岐阜市の映画館（シネックス）への支援活動も行っています。

名古屋市にある宗次ホールでは、桜桃歯科として若手クラシック演奏家の応援活動もしています。音大生が卒業後、プロの演奏家として羽ばたくためには、技術の他に演奏会全体の構成やセルフマネジメント能力が必要とされます。実際のコンサートを通じて「自立した演奏家」を育成するのが、この支援の目的です。

若き演奏家たちを応援したい、演奏家たちにプロとして生きていってほしいと私が願い、資金支援をするのには理由があります。

開業までの経緯で述べたように、私は歯科医師としての人生に疑問を持って学生生活を送っていました。そんな気持ちを振り払うように夢中で取り組んだことがあります。それが所属していた軽音楽クラブでの部活動です。高校時代はクラブ活動がなかったので、大学生になったら軽音楽部に入ってドラムをやりたいという夢を持っていました。憧れていたロックグループ「クイーン」のドラマー、ロジャー・テイラーが歯学部の学生だったこともあり、自分の姿と重ねて夢見ていたのです。軽音楽クラブに入ってからジャズを知り、その魅力にもはまりました。ちょうど、中学の同級生が岐阜大学医学部に入ったのですが、彼もジャズ（ピアノ）をやっていたので医学部&歯科大のジョイントコンサートを企画するなど、部活動に没頭したものです。

「好きなジャズの道で、ミュージシャンとして成功したい」という思いを持った私は、卒業後に米国の名門バークリー音楽院の夏季セミナーが浜松市で開催されるのを知り応募。テープ審査で合格し、2週間の夏季セミナーに参加するという経験もしました。ただ結果としては、世界的なミュージシャンたちと直接触れあう環境で2週間を過ごしたことで、自身の音楽の才能の限界を思い知ることになったのでした。

芸術家として生きたいと思った心が、芸術家として生きる人々に対する尊敬心を生み、少しでも役に立てればという考えに至ったことが芸術活動支援の源になっているのです。

COLUMN▼

日本国民の文化的オリジナリティの認識。そして世界に思いをはせる

以前、フランス競馬世界最高峰のレース凱旋門賞で、日本から出場の「オルフェーヴル」「キズナ」が一番人気、二番人気に推されたとき、前日の地元フランスのスポーツ紙に「日出ずる帝国の使者が、伝統の凱旋門賞を独占するか？」という見出しが載ったことがあります。ここでの「日出ずる帝国」は、第二次世界大戦時、フランスなど連合国側と対峙した枢軸国側「大日本帝国」とは全く違ったニュアンスです。そこにあるのは3000年の伝統文化を持つ極東の神秘的な国から送り込まれた使者（競走馬）という捉え方。世界最古の歴史を持つエンペラーを戴く一方、世界をリードする科学技術国であり、多くの芸術文化面でも世界に影響を与え続けている日本という国家に対する、敬意と憧れを込めた表現だと感じました。

戦前の大日本帝国憲法下、神道は国民をコントロールする手段であった側面は否めません。しかし戦後日本においては、神道は日本人の歴史、文化性を表す独自性の大きな柱の一つであると考えています。グローバル化する世界の中で日本人であるという証の一つが、国民が日本古来の独自文化的遺産として神道への認識を持つことではないでしょうか。

紀元前、イスラエルの有力家長であったアブラハムは神から「子どもを授ける」という啓示を

受けます。アブラハム100歳、妻サラ75歳。啓示の困難さを思った信仰深いアブラハムは、それを実現するために美貌の奴婢ハガルに自らの子種を宿らせ、それを正妻サラの膝の上で出産させることで嫡子とし、その子をイシュマエルと名付け寵愛します。その後正妻サラが身ごもり、男児を出産してイサクと名付け次男として育てます。イシュマエルとイサクは等しく父アブラハムに愛されて育ち兄弟愛を育んでいきました。

しかし、正妻サラがイサクの嫡男権を主張したことからハガルとの間に確執が。悩んだアブラハムは、苦渋の決断ながらもハガル、イシュマエルを追放します（旧約聖書より）。

父アブラハムの信仰心故に出生し、現実社会の確執の犠牲になって引き裂かれた兄弟。時がたち、イシュマエルの子孫マホメットがイスラム教の始祖となり、イサクの子孫モーゼ、ダビデ王、ソロモン王、そしてイエス・キリストは、ユダヤ教、キリスト教として今日に至ります。

さて日本神話では最愛の妻イザナミを失い、打ちひしがれるイザナギ。母への思いが断ち切れず、兄ツクヨミの治める黄泉の国に母を求めて旅立とうとするスサノオの来訪を侵略が目的だと誤解し、激しい姉弟喧嘩の末、岩戸に隠れてしまうアマテラス（古事記より）。

アマテラス、ツクヨミ、スサノオにとってのイザナギ。イシュマエル、イサクにとってのアブラハム。

イザナギに思いをはせることはアブラハムに思いをはせることにつながり、彼らの家族としての原点に立ち返らせてくれます。現在の宗教対立を解く鍵がここにあるように思えてなりません。

第8章 歯科医師上田が日々思うこと

人生90年社会で大切なことは何か

「見た目で得した女VS損した女」

民放でやっていたこんなタイトルのバラエティー番組を観たことがあります。番組での結論はさておき、それを観たとき私は、人生が40年で終わるのであれば見た目は重要かもしれないけれど、90年の人生を考えるとどうだろうか?と考えこんでしまったのです。

男性でも女性でも、人がその見た目だけで価値を発揮できるのは、いくら美男美女でも40歳を過ぎると厳しいのではないか。人の老化は体型や皮膚のたるみといった外見によると思われがちだけれど、私は体が発する匂いというか、そういった嗅覚に訴えるフェロモン的なものが大きいのではないかと感じています。

老化の正体は加齢に伴う血管機能の劣化です。赤ちゃんの肌のみずみずしさ、中学生、高校生の肌の張りや美しさは、全身の隅々まで張り巡らされた毛細血管にほぼ100%血液が送られ、酸素、栄養分が送り込まれているから。人の若さのピークは17~18歳であり、そこからは老化が始まるのです。それは取りも直さず、脂肪分や体内の老廃物による血管の目詰まりによって体の隅々に酸素や栄養分が届かなくなる結果なのです。

生きている限り、老化を防ぐことはできません。そういった血管機能の衰えの結果、体を形作る細胞が年齢とともに変化し、皮膚のたるみやシワといった形態的な変化に加え、体臭の変化にもつながっていきます。ですから、こういった変化がある以上40歳を過ぎるとその肉体の存在の価値だけで勝負することは難しくなると思うのです。となると、90年の人生において、持って生まれた美貌が、「勝ち組の人生」とか「幸せな人生」を得るためにどれだけ貢献することになるのだろう…。

世の中の全てにおいて言えるのは、「終わり良ければ全て良し」ということです。そうであるならば、60歳以降をいかに幸せに豊かに過ごせるかということが大切になるのでしょう。つまり、男女とも持って生まれた美貌だけでは通用しない年齢に、いかに価値ある存在となっているか、それが人生の分かれ道になるのです。

人は逆境に置かれれば置かれるほど、それを乗り越えるために努力し、乗り切るための社会的、精神的なスキルを身に付けます。ビジュアル重視の社会でチヤホヤされて、そういったスキルを身に付ける努力を怠りがちになるより、逆境の中で自然と努力をせざるを得ない方が、人生90年社会ではやや有利、というのが私の持論なのです。

人生の終盤を、身に付けたスキルで楽しく、活発に生きるために、80歳で20本の歯を残して楽しく食事をし、人とのコミュニケーションを維持することが大切です。そのために若いうちから歯の定期検診を受ける習慣を持つべきというのが、歯科医師としての私の結論です。

子育ては社会全体で

英国で過去5回（1946、1958、1970、1991、2000年）、その年に生まれた一万人以上の赤ちゃんのその後の人生を追跡している研究（コホート研究）があります。そのデータによると、社会階級が高く経済的に裕福な家に生まれたことと、将来高収入を得られるようになることには明確な関連性があるようです。データでは、自治体が実施する小学校入学時のテスト（英国では個人の基本的な学習能力を学校側が把握するために行われる）の成績が将来の高収入と明らかに関連性があることと、テストの結果はその子の生まれた家の社会階級や所得により概ね決まってしまう傾向にあることがわかったそうです。

しかし、社会階級が低く経済的に恵まれていなくても、小学校入学時のテストで高い点数を取り、将来高収入を得られるようになっている人も確実に存在します。そういった人は、将来もその状況から抜け出せないでいる人と比べ、小学校入学までに過ごした家庭環境に違いが見られるそうです。「子どもに関心のある、優しい両親」の下で6歳までを過ごした子どもは、低収入、低社会階級に生まれても、将来それを打ち破るケースが多く見いだされるというのです。

両親への生活調査アンケートの項目「お子さんによく本の読み聞かせをしますか?」「夕食は家族全員でとりますか?」の回答結果により、自らの逆境をはねのけて成功する人の共通項が幼少期の家庭環境にあるというのが明らかになったというわけです。英国ではこの結果を踏まえ、ブレア政権時に大規模な育児行政や初等教育の改変が行われたようです。

興味深い結果は他にもあります。両親の離婚が子どもの将来にどう影響を与えるか?という調査では、両親が離婚しても成功をつかむ(社会的地位があり高収入を得て、家族にも恵まれる)人の共通項は、これまた同じ「子どもに関心のある、優しい家庭環境で幼少期を過ごした」ということだったのです。

また、小学校低学年でのIQテストの結果と将来の収入との関連は不確かなのに対して、「一定時間、目の前のクッキーを食べるのを我慢すれば、クッキーを2つあげる」といったテストで欲求をコントロールできた子どもと将来の高収入は明確に関連しているという調査結果もあり、豊か(裕福)な生活を送るために必要なのは、持って生まれた頭の良さではなく、幼少期の段階で、目標に向かいセルフコントロールできる精神力を身に付けていることであると導き出されているのです。

出典(『ライフ・プロジェクト~7万人の一生からわかったこと~』みすず書房)

６歳までの思い出は、その人にとっての故郷の懐かしさを感じる、人生の大きなベースになるものかもしれません。幼少期に幸せな時間を過ごすことは、その人の一生を守ることになり、次世代にもその幸せは受け継がれることを示しているのでしょうか。

家庭環境はさまざまですので、社会全体で子育てに取り組むことで子どもの将来を導くことが求められているように思います。カンヌ映画祭で最高賞（パルム・ドール）に選ばれた是枝裕和監督の映画『万引き家族』は、既存の家庭環境で傷ついた人たちが身を寄せ合う、一つの避難場所（シェルター）に避難することで心を取り戻していくというストーリー。また辻仁成さんの『真夜中の子供』（河出書房新社）にも社会全体で子育てをするということの一つの有り様が提示されていると思います。

法律は幸せのためにある

世の中の法律は、社会で生活しているさまざまな人の幸せを守るために作られています。法治国家とは、個人の感情や力とは関係なく、その法律に基づき人々の行動を平等に制限していくシステムです。

ところで、人々の幸せを守るために存在するのが法律ならば、科学技術の進歩によるライフスタイルの変化に伴い、法律の内容も変化していかなければいけません。人々を幸せにするためという理念の下で、具体的な法律は変化させていくべきだと思うのです。

戦後間もない時代と現在を比較したとき、大きな変化として著しい長寿化が挙げられます（厚生労働省調査によると２０１７年の日本人の平均寿命は男性が81・09歳、女性が87・26歳。調査を始めた１９４７年は男性50・06歳、女性53・96歳）。この変化に対応して、等しく国民の幸福に寄与するために、法律が柔軟に対応していかねばならないのです。

いかに長い伝統、しきたりといえども、新たな真実、現実の前にはそれを変化させなければならないというのは、法律においても、個人においても、社会においてもあるべき姿だと思います。

日本を救う究極の法律

日本は巨額の財政赤字に苦しんでいます。対外的な債務ではないので、純粋な赤字ではないという意見もありますが、帳簿上ではれっきとした赤字であり、この問題を放置することは確実に国家の将来を危ういものにしてしまいます。

巨額の財政赤字の最も大きな要因は、高齢者の医療費です。70歳までの国民医療費と70歳以上の国民医療費がほぼ拮抗する状態のわが国において、この窮状を劇的に解決し、日本を明るい将来に導く究極の法律があります。

それは「日本人の寿命は、80歳の誕生日で終了とする」という法律です。この法律が成立すれば、現在の財政赤字問題はすっかり解決します。その結果、日本経済は先行きの明るさから経済成長が予測され、医療費削減に伴い年金支給などの見通しが立ち、将来への不安の大きな原因とされる非婚や少子化が改善し、将来の労働力確保にも目途が立ち、移民問題も解決します。このように、この法律が万能性を持って国家の重要課題を解決できるのは取りも直さず、80歳以上の高齢者の医療費がいかに国家の健全な形を損なっているかを物語っているからです。しかし、憲法の定めるところの生存権、選択の自由の保障からそのような法律がわが国のような民主主義国家で採択されることはあり得ません。

ただここで、一つ気に留めていただきたいことがあります。財政破綻した夕張市は、基幹病院の「夕張市立総合病院」を閉鎖したことで入院施設が大幅に縮小し、市民の健康維持を心配した市が在宅を中心とした医療に取り組みました。その結果、財政破綻前と死亡者数は変化することなしに（10年単位での死亡者数）、医療費の削減に成功したのです。つまり、病院がなくなり、入院施設が少なくなったことで、自宅、介護老人保健施設に医師が出向く終末医療の形態となり、その結果、延命治療がなくなり、医師によるケアのもとで穏やかな老衰死という形での終末を迎えられる。老衰死は多臓器不全により死を迎えることなので、自宅で訪問医のケアのもと、胃ろうなどによる経管栄養など延命治療は行わず、丁寧な看取りによる衰えで、最期を迎えるということになります。

ここで申し上げたいのは、人生の終末を画一的な延命治療で統一するのではなく、人格的な尊厳を維持する形で、死のあり方を個々の人々が選択したとしても、10年単位の寿命は大きな変化なしに、医療費を削減することができるということ。言い換えれば、10年単位の延命数では変化がない中で、おびただしい費用が投入されているというのが現実なのです。

実話を映画化した、ジョナサン・カヴェンディッシュ制作の映画『ブレス～しあわせの呼吸～』で、「病院の厳密な管理下なら死のリスクは減る。でもただ生存するためだけではなく、人間らしく生きたい！」と主人公は訴えます。また先日全身癌で亡くなり、その「死に対する姿勢」が大きな反響を呼んでいる女優の樹木希林さんが、新聞一面広告で放ったセリフに「死ぬときぐらい好きにさせてよ」というのがあります。これは「死」について思いを巡らすことで、どのように生きるかを考えるきっかけになればという願いが込められた広告ですが、長寿社会における幸福の達成のためには、高齢者の健康維持とあと一つ、人生の終末の選択肢の多様さも必要だと思うのです。

法治国家を支えるのは良心

法律を守っていても、悪いことはできてしまいます。逆に法律に触れていても、世の中にとって良いことはできます。むしろ、目先の犠牲をなくすためには、法律をあえて破ってでも行動しなければいけないことがあるように思います。

例えば、人が立ち入り禁止の特別な施設内で倒れていたとき、本来ならば侵入許可を得てから入るべきですが、一刻を争うため許可なしで施設内に侵入してしまった場合。ここで論点となるのは、法律を破ってまで侵入した理由は何だったのかということです。中で倒れている人の命が危ないと思って、一刻も早く助けようとしたのであれば、侵入許可を得ずに施設内に入ったことは、罪に問われないでしょう。なぜならそれは、法律を破った行動ではあっても、その行動の基本は人を救うためという良心に基づいているからです。逆に、法律に触れない行動でも、不正蓄財に励むこともできるわけです。一見法律を犯したと思われる行動であったとしても、その行動の根本に良心性があったかどうかを判断し、それに基づいて罪状を決めることが法治国家の基本であり、良心性の判断なしに、単に法律に背いたという視点からのみ人を裁くのでは法治国家は成立しません。崩壊してしまいます。人間は情動の生き物であり、その情動をコントロールするために法律が存在するのであって、法律が人間の情動を支配することはあり得ないからです。

「願い」は全て聞き届けられた

私は『ある無名兵士の詩』が大好きです。この詩はニューヨーク市のある建物の壁に書かれており、南北戦争時代に南軍兵士によって記されたそうです（作者不詳）。

「悩める人々への銘」
大きなことを成し遂げるために　力を与えてほしいと神に求めたのに　謙虚を学ぶようにと弱さを授かった
より偉大なことができるようにと健康を求めたのに　より良きことができるようにと病弱を与えられた
幸せになろうとして富を求めたのに　賢明であるようにと貧困を授かった
世の人の称賛を得ようとして成功を求めたのに　得意にならないようにと失敗を授かった
求めたものは一つとして与えられなかったが　願いは全て聞き届けられた
神の意に沿わぬものであるにもかかわらず　心の中で言い表せないものは全て叶えられた

私はあらゆる人の中で最も豊かに祝福されていたのだ

私はこの詩を読んで「望み」と「願い」の違いに気付かされました。望みとは、「こうなっていけばいいなあ」と未来に向けて夢見る青写真のことです。振り返ると若い頃から、さまざまな「望み」を描いてきました。しかし、実現したものは何一つありません。

歯科大学を卒業して病理学教室に残った頃は「歯の周辺の口腔の免疫の特殊性から切り込んで、癌治療のメカニズムを解明して、ノーベル賞をとって…」と。噛み合わせ治療に熱心だった頃は「まだ認識されていない歯の噛み合わせと全身健康との関連性を証明して、新たな医療分野を確立して…」と。

さまざまな「望み」を抱いては潰え、抱いては潰えを繰り返してきたように思います。うまくいかないので、自分の能力のなさを恨んだことも、両親をはじめ生まれ育った環境を憎んだこともありました。

そしてこの詩に出会いました。

求めたものは一つとして与えられなかったが　願いは全て聞き届けられた

多くの望みを持ってきたけれど、その望みを持つに至った願い、つまり「人の役に立ちたい」「人の幸せに貢献したい」という部分においては、望みを追い求める日々を生きる中で、歯科技術の向上、人間的な成長に伴う患者さんへの接し方の進歩などを通じて、若い頃とは比べようのないレベルにあることに気付き、「叶えられている」のだと実感したのです。

やはり失敗にくじけず、その局面、局面で気を取り直して生き続ければ、最後には神様が人生の充実感を与えてくれるのだと思います。

人生で最も大切なことは「成功」することではなく「生き続けること」。寿命がくるまで生き抜いた。それだけで100点満点だと思うのです。

All you need is health!（健康こそは全て）

これまでの全ての話に共通しているのは、人間にとって健康こそが全てであるということです。健康であるからこそ挑戦できる、失敗しても涙を流せる、目標に向かって努力できる。世の中の全ての行動は、人々が健康であることによって成り立っています。

以前、日本は疾病予防を基本に据えた「無病国家」を目指すことで、現在の財政危機を乗り越えるべきだと私が述べたこと（拙著『歯科ノミクスが日本を救う』に詳しく書いておりますので、ぜひご一読ください）に対して、ある医師から「予防を中心にすると、かえって医療費が増える」という指摘を受けました。私は、疾病を治すために、つまりマイナスからゼロになるための出費と、健康を維持する、あるいはもっと健康になる、つまりプラスを維持、上昇させる前向きな出費はお金の「色」が違うと考えています。病気治療への出費の増加は、人々の心に社会的な抑圧や不安を感じさせ、景気の抑制につながってしまいます。一方、健康維持への出費の増加は、心に希望や未来を感じさせ、健康維持や新たな産業創出などの経済成長、雇用促進につながっていきます。明るい出費なら、仮に医療費が増えたとしても、わが国の未来に向けた投資のようなものですので、むしろ歓迎すべきでしょう。

医師は従来の「病気治療」から「人々の健康維持や増進に積極的に関わることで、日本経済を支える優良な労働力を維持し、社会を健全にする仕事のお代をいただいている」という仕事認識に変わるべきです。医療界の意識変革なくして、わが国が明るい未来に向けて歩を進めることはできません。

私は、全世界の人々共通の幸せの基本概念として「All you need is health」（健康こそは全て）を置くべきだと思います。これはビートルズの名曲「All you need is love」（愛こそは全て）をもじったものですが、「love」（愛）の形はさまざまです。しかし、「health」（健康）は客観的な数値として示され、全人類共通の具体的な幸せの指標たり得ると思うのです。

これまで人類は、健康を元手に労働することで、経済成長を達成し物質的満足を得ることを目標に生きてきました。しかし、社会インフラが整備され、ＡＩ（人工知能）が人間の仕事の多くを補助してくれる社会では、全ての人々の共通の幸せである「health」（健康）を達成することを目標に生きるという社会に変わっていくべきだと思います。全ての人が、個人としての幸福を追求する意識をしっかり持つことが、世の中を良い方向に向かわせる原動力だと感じています。世界中全ての人々の個人の幸せの共通項目が「健康」なのです。

１００年後の世界史の教科書には、こう書かれているでしょう。「フランス革命以降、近代民主主義の始まりとともに近代資本主義が誕生した。同時代の18世紀半ばから19世紀にかけて起こった産業革命を通して『経済発展目的型資本主義』は大きく発達するが、20世紀後半に起きたＩＴ技術による情報革命により徐々に姿を変え、21世紀に入りＡＩの社会活用などによる変化を経て、今日の『健康維持目的型資本主義』へと推移していった」と。

おわりに

諦めている人は、部屋が乱雑でもどうでもいいと思って片付けようともしない。

ちゃんとしようとする人は、乱雑な部屋を少しでも片付け、本来あるべき状態にしようと思って精を出す。

今お話ししているのは、人生を部屋に例えてのことです。片付けても片付けても、新たなゴミが持ち込まれ、せっかく収納したのに棚が崩れてしまい、またやり直さなければならない。目の前の片付けに精一杯で、部屋全体のバランスやコーディネートまで考えていては心がめげて嫌になってしまい、目の前のことも投げ出してしまいたくなる。

そうした思いの連続で生きているのが誰しもの人生でしょう。

ときには片付けを中断し、休憩したり関係ないことをして遊んだりする。でも心の隅でずっと片付けのことを気にしているから、疲れが取れたら、また片付けを始める。部屋全体の構成を考えて、あれこれ悩みながら片付け続ける。また嫌になったら休憩して、脱線して、そんなことを繰り返すうちに、年をとって死んでいく。人生というのはそういうものだと思っています。

そして死にゆくとき、自分が誇るべきなのは、そして評価されるべきなのは、どれだけ部屋を理想的に片付けることができたかという結果ではなく、脱線してもずっと部屋を片付けることを忘れず、どれだけ最後まで取り組み続けてきたかという、自分の心の実績だと思います。その人の価値というのは、そこで測られるのだと思っています。

人の幸福は、職種、社会的地位、お金などによる物質的な贅沢、世俗的なものを得ることによってもたらされるのではなく、自身の生まれ持った本質を認識し、そこから社会への貢献を自身が実感し、また他人からそれを評価されることによって得られるのだと思います。

そういった考え方をより多くの人が認識することこそ、今をより充実させ、明るい未来に世界を導く基盤になるのだと思います。

人の存在価値に優劣はなく、そこには多様な差異があるだけです。その差異によって、社会におけるそれぞれの持ち場が決まります。人の差異は社会全体を支えるための「持ち場の違い」であって優劣ではない。そして、それぞれの持ち場の違いによって人は、地位やお金といった世俗的事象の獲得や所有において差異が生じることはあっても、その存在価値は平等だという事実を認識しなければならないと思います。なぜなら、どの分野がおろそかになっても社会全体に悪影響を及ぼすから。当然、人が人に対し優劣の感情を持つことは間違っているのです。それぞれの立場から、未来に向けて社会を支えられる部分で連帯する。そういった認識を共有すれば、お互いの存在価値を認め合い、お互いの存在を尊敬し合うことができるはずです。私は、社会の中で与えられた持ち場においてやるべきことを最後までやり続けることこそ、一生を通した、人間の根本的な仕事だと思うのです。慢心していい気になって、卑屈になってひがんで、それがおろそかになるのは許されません。

「この世で役に立たないものは何一つない。この足元の小さな石ころですら、大きな意味があるんだ」フェデリコ・フェリーニの名作映画『道』で、人生を悲観する少し発達障害の主人公ジェルソミーナに、想いを寄せる男性が語りかける言葉です。彼女はこの言葉で思い直し、悲しみの源である、愛する男性の粗暴な性格を心から悔い改めさせることに成功します（結果的に、自らの命と引き換えにという悲しい結末ではありますが）。私は、自らの持ち場を自覚し、それを受け入れ生き抜いた一つのお手本として、彼女の人生に深い感銘を受けます。そして、多くを得たことにおごり、そうでない人を蔑み、得るものが少ないことにひがみ、そうでない人を妬む人たちに対して、強い嫌悪を感じます。

最後に、私の人生観を詠った詩を付けて本書の終わりにしたいと思います。長い間、お付き合いありがとうございました。

〜生きるということ〜

敬愛する人たちと
ずっとともに歩めること
そして、自分もまた
誰かの敬愛の対象となって
その人を励まし続けること
人生はこれで充分だと思う。

成功するかどうかは
成り行き次第で
どうなるか
よくわからない。

ただ、自身の魂を健全に保つこと
それを第一に考え

人生を生き抜くこと。

つまり
成功に魂を売らない生き方を
どこまでも貫くこと。
その結果
望んだ成功が得られないかもしれないし
もしかしたら
それ以上の成功が得られるかもしれない。

確かなのは
そういう生き方を貫くことで
歴史をつくった偉大な人たち
現在を支える素晴らしい人たちから
同志としての尊敬と
友としての親しみと

愛情のこもった抱擁を
受けることができるということ。
その栄光の他に、それ以上
何を望む？
私は何も望まない。

上田 裕康（うえだ　ひろやす）

桜桃歯科院長

（一社）Twinkle Dentalグループ代表

インプラント施術では全国トップクラスの実績を持つ。歯科医療を通じ、いかに国家、国民に貢献できるかに尽力。目指すべきは「貧困の根絶」と「機会の均等」。同情ではなく、個人、社会、国家の実力を最大限に発揮するために必要不可欠と考える。岐阜歯科大学在学中に訪れ、現在の活動の拠点となっている「岐阜・柳ヶ瀬」と生まれ故郷「淡路島」の地域創生活動にも取り組む。趣味はジャズドラム、ビブラフォンの演奏。座右の銘は「環境が才能を作るのではなく、才能が環境を作る」「弱いチームはミスして負けるが、強いチームはミスしても勝つ」「努力は成功するためにするものではなく、自身が思い残すことがないようにするものである」。その他の著書に『歯科ノミクスが日本を救う』（中部経済新聞社）、自主制作CDに『童謡 in 柳ヶ瀬』、自主制作観光サイトに『ようこそ淡路島へ awaji-suteki.com』がある。

昭和34年兵庫県淡路島生まれ、昭和58年岐阜歯科大学卒業、平成7年桜桃歯科開業、平成12年京都大学再生医科学研究所研究生、平成15年東北大学大学院医学系研究科研究生、平成28年（一社）Twinkle Dentalグループ設立。

所属団体

（公社）日本口腔インプラント学会、（公社）日本歯科医師会、

（公社）岐阜県歯科医師会、岐阜県保険医協会

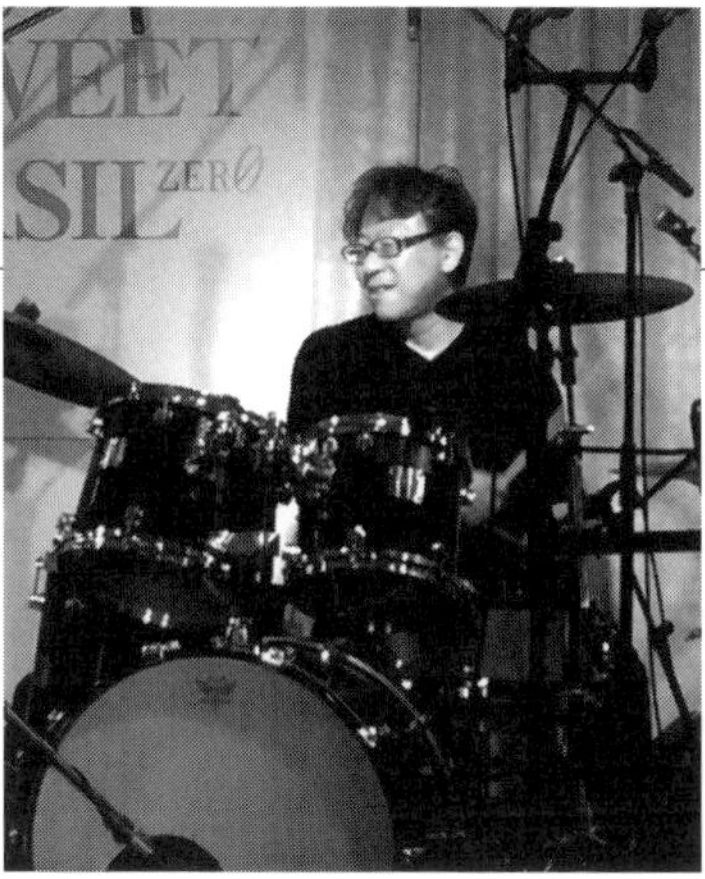

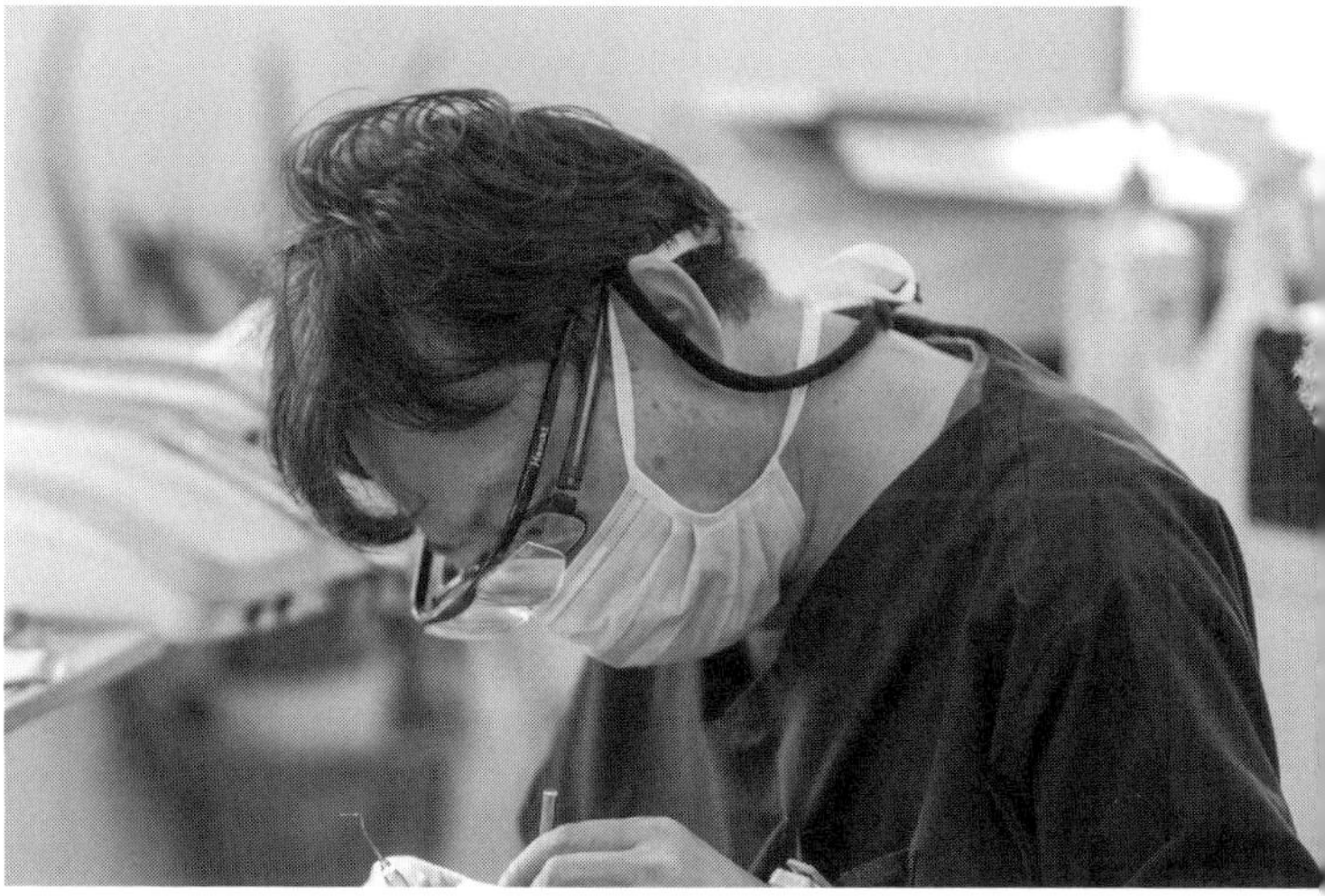

その歯科医は異端か正統か

田舎で5億を売り上げるカリスマ歯科医の人生哲学

2018 年 11 月 21 日　初版発行
2020 年　8 月 23 日　第 2 刷発行

著　者　　上田裕康
定　価　　本体価格 1,600 円+税
発行所　　株式会社　三恵社
〒 462-0056 愛知県名古屋市北区中丸町 2-24-1
TEL 052-915-5211　FAX 052-915-5019
URL http://www.sankeisha.com/

978-4-86487-957-6 C0010 ¥1600E